Godemann/Wolff-Menzler

Kodierleitfaden für die Psychiatrie und Psychosomatik 2018

Kodierleitfaden für die Psychiatrie und Psychosomatik 2018

von

Prof. Dr. Frank Godemann

PD Dr. Claus Wolff-Menzler

8. Auflage 2018

medhochzwei

Anschrift des Hauptautors:
Prof. Dr. med. F. Godemann
Klinik Pacelliallee
Fachklinik für Psychiatrie und Psychotherapie
Pacelliallee 6
Email: godemann@klinik-pacelliallee.de

Anschrift des Co-Autors:
PD Dr. Claus Wolff-Menzler
Universitätsmedizin Göttingen
Klinik für Psychiatrie und Psychotherapie
Von Siebold Str. 5
37085 Göttingen
Email: claus.wolff-menzler@med.uni-goettingen.de

Bibliografische Informationen der Deutschen Nationalbibliothek
Die Deutsche Nationalbibliothek verzeichnet diese Publikation in der Deutschen Nationalbibliografie; detaillierte bibliografische Daten sind im Internet über http://dnb.d-nb.de abrufbar.

Bei der Herstellung des Werkes haben wir uns zukunftsbewusst für umweltverträgliche und wiederverwertbare Materialien entschieden.
Der Inhalt ist auf elementar chlorfreiem Papier gedruckt.

ISBN 978-3-86216-381-6

Satz: Reemers Publishing Services GmbH, Krefeld
Umschlaggestaltung: Wachter Kommunikationsdesign, St. Martin
Titelbild: Florian Augustin/Shutterstock.com
Druck: M. P. Media-Print Informationstechnologie GmbH, Paderborn

Inhaltsverzeichnis

Die folgenden Seitenabgaben sollen den Mitarbeitern aus der Kinder- und Jugendpsychiatrie das Auffinden einiger spezieller Punkte, die nur die Kinder- und Jugendpsychiatrie betreffen:

Vorwort

Zum 1.1.2018 müssen alle psychiatrischen, psychosomatischen und kinder- und jugendpsychiatrischen Krankenhäuser auf das nicht mehr ganz neue Entgeltsystem umgestiegen sein. Das neue, tagebezogenes, leistungsorientiertes Entgeltsystem entwickelt sich stetig weiter. Alle psychiatrischen und psychosomatischen Krankenhäuser sind verpflichtet, patientenbezogene Daten zu erfassen und zu übermitteln, welche das Institut für das Entgeltsystem im Krankenhaus (InEK) nutzen wird, um ein differenziertes Entgeltsystem zu entwickeln. Die psychiatrischen und psychosomatischen Krankenhäuser haben nur einen kurzen Vorlauf, um sich auf die vielfältigen Umstellungen einzurichten. Seit Beginn des Jahres 2010 erheben alle Einrichtungen taggenau die Psych-PV-Einstufungen und müssen dabei neue Eingruppierungsempfehlungen berücksichtigen.

Außerdem liegen Kodierrichtlinien für die Psychiatrie und Psychosomatik vor, die bei der Vergabe von Haupt- und Nebendiagnosen berücksichtigt werden müssen. Die Verschlüsselung von somatischen Erkrankungen als Nebendiagnosen wird im neuen Entgeltsystem vermutlich bedeutsamer werden. Die OPS-Kodes verlangen eine differenzierte Erfassung von Therapieeinheiten.

Alle psychiatrischen und psychosomatischen Kliniken haben innerhalb einer kurzen Zeit eine umfassende Leistungserfassung in den stationären und teilstationären Bereichen umgesetzt.

Die Aufzählung macht auch deutlich, dass für alle Mitarbeiter psychiatrischer und psychosomatischer Einrichtungen eine Fülle neuer Informationen und Aufgaben zu bewältigen ist. Dieser Kodierleitfaden soll helfen, einen schnellen Überblick zu bekommen und gezielt bestimmte Informationen nachschlagen zu können, um die Suche im Alltag auf das Nötigste zu begrenzen.

Der sechste Entgeltkatalog wurde im September 2017 für die Psychiatrie und Psychosomatik veröffentlicht. Dieser Entgeltkatalog wird seinen Platz in einem neuen gesetzlichen Rahmen finden. Zum 1.1.2017 trat das Gesetz zur Weiterentwicklung der Versorgung und der Vergütung für psychiatrische und psychosomatische Leistungen (PsychVVG) in Kraft, dessen konkrete Ausgestaltung und Auswirkungen auf die psychiatrischen und psychosomatischen Kliniken nur schwer benannt werden kann. So wurde beispielsweise erstmals die Möglichkeit einer stationsäquivalenten psychiatrischen Behandlung (STÄB) als eine neue Form der Krankenhausbehandlung eingeführt. So sehr sich das System auch entwickelt, muss aber eines klar sein: Die Erfassung von OPS und ICD-Diagnosen wird fortbestehen, sodass sich die Kliniken unverändert darum bemühen müssen, dies auf einem hohen Niveau umzusetzen.

Auch 2018 kommt es zu Änderungen, die in der Kodierung berücksichtigt werden müssen. Dieser Kodierleitfaden soll weiterhin Ihr Begleiter sein, um schnell einen differenzierten Überblick zu bekommen und alle relevanten Veränderungen im Blick zu behalten.

Alle Beteiligten müssen sich auf einen kontinuierlichen Lernprozess einstellen, bei dem dieser Kodierleitfaden, der von der Deutschen Gesellschaft für Medizincontrolling empfohlen wurde, hilfreich sein kann.

Berlin, Dezember 2017

Prof. Dr. med. Frank Godemann
PD Dr. Claus Wolff-Menzler

Beurteilung

Dieses Buch ist auf knapp 200 Seiten anwenderfreundlich gestaltet, verständlich geschrieben und ist für verschiedenste Berufsgruppen bzw. Erfahrungshintergründe geeignet. Der inhaltliche Aufbau führt den unerfahrenen Kollegen gründlich in die äußerst komplexen Zusammenhänge des neuen Entgeltsystems, inkl. der gesetzlichen Grundlagen, der notwendigen Richtlinien und Kataloge sowie die bestehenden Problematiken ein. Durch die gelungene Kapitelauswahl stellt es für den erfahrenen Kollegen ein bedienerfreundliches und umfassendes Nachschlagewerk dar. Darüber hinaus gibt es eine Vielzahl nützlicher Tipps und ist für interne Weiterbildungsmaßnahmen geeignet.

Kurzbeurteilung: Sehr gut geeignet für Med.-Controller und „Leistungserbringer vor Ort".

Beurteilung des Führungsteams der Arbeitsgruppe „Entgeltsystem in der Psychiatrie" der Deutschen Gesellschaft für Medizincontrolling des „Kodierleitfaden für die Psychiatrie und Psychosomatik 2011"

1 Das Pauschalierende Entgeltsystem in der Psychiatrie und Psychosomatik (PEPP)

1.1 Allgemeine Einführung

Im Januar 2009 wurde für die Psychiatrie und Psychosomatik ein neues Gesetz (§ 17d KHG)[1] verabschiedet. Es gibt vor, dass ein „durchgängiges, leistungsorientiertes und pauschalierendes Vergütungssystem auf der Grundlage von tagesbezogenen Entgelten eingeführt werden soll." Im Juni 2012 wurde dann ein weiteres Gesetz verabschiedet, welches die weiteren Schritte der Umsetzung dieses Entgeltgesetzes regelt.

Die Einführung des DRG-Systems in den somatischen Fächern ist abgeschlossen, die jährlichen Anpassungen sind zur Routine geworden und seit 2009 erhalten die „Psychofächer" gleichfalls ein neues Vergütungssystem.

Welche Bezeichnung hat das neue Entgeltgesetz für Psychiatrie und Psychosomatik?
Die Bezeichnung lautet PEPP. Diese Abkürzung steht für **P**auschalierendes **E**ntgeltsystem für **P**sychiatrie und **P**sychosomatik.

Welche Ziele verfolgt das Gesetz aus dem Jahr 2009 (§ 17d KHG)?
Das Gesetz regelt die Rahmenbedingungen der Vorbereitung des neuen Entgeltsystems in der Psychiatrie und Psychosomatik.

Was wird sich durch das PsychVVG ab 1.1.2017 ändern?
Ein neues Gesetz zur Weiterentwicklung der Versorgung und der Vergütung für psychiatrische und psychosomatische Leistungen (PsychVVG) wird die bisher im PEPP verabredeten Rahmenbedingungen der Finanzierung der Krankenhäuser deutlich verändern.

---

1 Gesetz zur wirtschaftlichen Sicherung der Krankenhäuser und zur Regelung der Krankenhauspflegesätze (KHG).

Einige Folgen des PsychVVG können schon jetzt skizziert werden, andere lassen sich nur erahnen.

Was kann man über das neue Gesetz sagen?
Statt eines Preissystems wird es ein Budgetsystem geben. Die Budgteverhandlungen werden dezentral in den Kliniken erfolgen. In die Budgetverhandlungen werden viele Faktoren, wie das Leistungsspektrum, regionale Besonderheiten und die notwendigen Personalstandards, einfließen. Die automatische Konvergenz der Erlöse bei vergleichbaren Leistungen wird nicht kommen. Die Transparenz des Systems soll sich weiter erhöhen. Den Verhandlungspartnern vor Ort stehen im Rahmen eines Krankenhausvergleichs mehr Daten als unter PEPP zur Verfügung. Moderne Behandlungsformen wie das Hometreatment können vom Grundsatz her durch psychiatrische Kliniken durchgeführt werden.

Was bedeutet Preis-, was Budgetsystem?
Im sog. PEPP-Entgeltkatalog finden sich sog. Relativgewichte, die die Schwere des einzelnen Behandlungstages abbilden (sollen). Sie werden mit einem festen Geldbetrag (Bamultipliziert. Auf dieser Grundlage kann eine individuelle Rechnung gestellt werden. So lässt sich in Kurzform ein Preissystem darstellen. Im Budgetsystem ist es möglich, verschiedenste Faktoren in die Verhandlung mit den Krankenkassen einzubringen (z. b. strukturelle Besonderheiten wie die Größe der Stationen). Die hausindividuellen Faktoren sind Grundlage für die lokale Vereinbarung eines Budgets, welches prospektiv, d.h. für das nächste Jahr, verhandelt wird. Aber Vorsicht! Das Geld fließt im nächsten Jahr natürlich nur, wenn auch die vereinbarten Leistungen erbracht werden. Anders ausgedrückt heißt dies, dass „Budgetneutral" nicht „Erlösneutral" sein muss! Auch bedeutet dies, dass die Krankenhäuser auch langfristig unterschiedlich viel Geld für gleiche Leistungen bekommen, die direkt am Patienten erfolgen, da viele andere Kosten zwischen den Krankenhäusern berücksichtigt werden und sich diese zwischen den einzelnen Häusern unterscheiden.

Verlieren die PEPPs ihre Bedeutung?
Nein, sicherlich nicht. Sie werden ein Faktor sein, der die Höhe des Budgets bestimmt. Vermutlich ein sehr wichtiger, vielleicht der entscheidende. Daher dürfen die Krankenhäuser in der Qualität ihrer Dokumentation nicht nachlassen. Ob sich die Anzahl der OPS, die kodiert werden müssen, ändern wird, ist derzeit noch unklar. Der Gesetzgeber gibt den Auftrag, jede OPS kritisch zu prüfen, aber es muss sich erst zeigen, ob dies zu einer Reduktion der Dokumentation führt. Die bisherigen Erfahrungen machen eher skeptisch.

Muss ich als Haus 2018 auf jeden Fall auf das neue System umsteigen?
Ja, da sich mit dem PsychVVG die gesetzliche Grundlage deutlich geändert hat, haben die Krankenhäuser, die bisher noch nicht umgestiegen sind, ein Jahr mehr Zeit. Aber jetzt wird es für alle ernst.

Welche Aspekte werden in den lokalen Verhandlungen berücksichtigt?

a) Veränderungen von Art und Menge der Leistungen des Krankenhauses

b) Veränderungen von Art und Menge der krankenhausindividuell zu vereinbarenden Leistungen

c) Die Ergebnisse eines leistungsbezogenen Vergleichs

d) Die vom Gemeinsamen Bundesausschuss (G-BA) festgesetzten Anforderungen zur Ausstattung mit dem für die Behandlung erforderlichen Personal.

Was ist mit der Formulierung „die Ergebnis eines leistungsbezogenen Vergleichs" gemeint?
Da die automatische Konvergenz der Erlöse entfällt, soll eine Grundlage geschaffen werden, um die Verhandlungen der Krankenhäuser und der Krankenkassen nicht im luftleeren Raum schweben zu lassen. Der Krankenhausvergleich enthält Daten, die sie in den Verhandlungen unterstützen sollen. Bei diesen

Daten wird es sich z. B. vermutlich um die Darstellung der eigenen Leistungen im Vergleich zu anderen Krankenhäusern des eigenen Bundeslandes handeln. Es könnte aber auch sein, dass der Prozentsatz der Notaufnahmen außerhalb der werktäglichen Arbeitszeiten miteinander verglichen wird. Im Detail werden die Indikatoren durch die Krankenkassen und der Deutschen Krankenhausgesellschaft verhandelt.

Können Risiken für die Krankenhäuser durch das neue Gesetz entstehen?
Das Gesetz sieht eine verbindliche Umsetzung des finanzierten Personals vor. Dies klingt erst einmal gut, aber in der Vergangenheit war es häufig so, dass die Krankenkassen sagten, dass die Personalstellen finanziert werden, aber Kosten ansetzten, die nicht das Lohnniveau abbilden. Mit dem neuen Gesetz könnte die Nicht-Umsetzung der vorgegebenen Personalzahlen mit Sanktionen für das Krankenhaus verbunden sein. Diese Situation könnte auch auftreten, wenn das Krankenhaus nicht in der Lage ist, das vorgesehene Personal auf dem Arbeitsmarkt zu finden.

Das Personal soll auf Grundlage der Vorgaben des Gemeinsamen Bundesausschusses verhandelt werden. Die Qualität der Versorgung von seelisch erkrankten Patienten in der stationären Versorgung wird damit sehr davon abhängen, ob die Vorgaben des G-BA den tasächlichen Bedrüfnissen der Patienten entsprechen.

Dies ist nur eine Auswahl der Risiken. Die Umsetzung wird zeigen, welche Fallstricke die Umsetzung des Gesetzes noch haben wird.

Hat denn die Erfassung von Leistungen und Diagnosen sofort eine finanzielle Auswirkung?
Ab 2013 kann es aufgrund des neuen Entgeltsystems schon zu finanziellen Auswirkungen kommen. In den Jahren 2013 bis 2017 kann ein Haus oder eine Abteilung optional erklären, unter den Bedingungen des neuen Entgeltsystems abzurechnen. Dann kann es zu Mehr- oder Mindererlösen kommen, die über das beschriebene System ausgeglichen werden. Mindererlöse können dann auch leichter finanzielle Einbußen bedeuten.

Und wofür soll ich überhaupt die ganzen Daten erfassen?
Erst einmal gibt dies der Gesetzgeber vor. Er überlässt die Ausgestaltung des neuen Systems den Selbstverwaltungspartnern (Krankenkassen, Deutsche Krankenhausgesellschaft) und wenn diese sich auf bestimmte Inhalte einigen, werden diese Vorschläge zumeist vom Deutschen Institut für Medizinische Dokumentation und Information (DIMDI) aufgegriffen und in den ICD-10-GM oder OPS-Katalog aufgenommen. Aber jenseits dessen benötigt das neue Entgeltsystem klar definierte Daten. Das neue System ist ein lernendes System. Alle Informationen, die in den Krankenhäusern erhoben werden, werden durch das Institut für das Entgeltsystem im Krankenhaus (InEK) daraufhin geprüft, ob sie dazu beitragen, teure Patientenbehandlungstage von günstigeren zu unterscheiden. Dabei findet die eigentliche Kalkulation der Entgelte in den Kalkulationshäusern statt. Diese liefern dem InEK zusätzlich zu den Leistungsdaten detaillierte, tagesbezogene Informationen zu den Kosten. Dabei können einige Faktoren, die zu höheren Erlösen führen, identifiziert werden. Das Institut braucht die Informationen, um eine leistungsgerechte Ausdifferenzierung des Vergütungssystems zu ermöglichen.

Welche Dokumentationsanforderungen werden von den Krankenhäusern umgesetzt?
Die Anzahl der Dokumentationsanforderungen ist groß. Dies macht die Aufzählung der Inhalte deutlich, die seit Beginn des Jahres 2010 verabschiedet wurden und angewendet werden müssen:

- die Eingruppierungsempfehlungen zur Einstufung der Psychiatrie-Personalverordnung
- die Erweiterung des OPS-Kataloges durch neue psychiatrische und psychosomatische Komplexkodes
- eine Auswahl aus dem bisherigen, für die somatischen Disziplinen gültigen OPS-Katalog, welche auch in der Psychiatrie und Psychosomatik Anwendung findet
- die Deutschen Kodierrichtlinien für die Psychiatrie und Psychosomatik (DKR-Psych), welche die Verschlüsselung der Diagnosen nach ICD-10-GM regelt

- Evtl. kommen noch weitere Anforderungen hinzu, um den gesetzlichen Auftrag des Krankenhausvergleichs umzusetzen. Ob und in welchem Umfang wird Gegenstand der Verhandlungen zwischen den Krankenkassen und der Deutschen Krankenhausgesellschaft sein.

Warum sind so viele Regelungen notwendig?
Leistungsgerechtigkeit im Rahmen der Budgetfindung bedeutet, dass alle Beteiligten nach vergleichbaren Regeln die Patienten und die Leistungen am Patienten einstufen müssen. Da die Diagnostik und Behandlung komplex sind, entsteht folglich auch ein komplexes Regelwerk. Dabei sei kritisch angemerkt, dass noch völlig offen ist, ob dieses Regelwerk tatsächlich in der Lage sein wird, komplexe psychische Störungen angemessen differenzierend darzustellen. Die Fachgesellschaften und Verbände haben erhebliche Zweifel, dass dies gelingen wird.

Wird dieses neue System nicht zu vielen Fehlanreizen und Fehlentwicklungen führen?
Dies ist weder zu bejahen noch zu verneinen. Die deutliche Zunahme der Bürokratie durch Prüfungen durch die medizinischen Dienste ist sicher. Daher gilt es, den Prozess der Entgeltentwicklung intensiv politisch über die psychiatrischen und psychosomatischen Verbände zu begleiten, um möglichen Fehlentwicklungen entgegen zu wirken.

1.2 Einführung in die Systematik der Entgeltberechnung

Dem Institut für das Entgeltsystem im Krankenhaus (InEK) kommt die Aufgabe zu, alle notwendigen Daten zu sammeln, um im Rahmen eines Kalkulationsprozesses differenzierte Relativgewichte zu entwickeln. Diese Daten müssen eine definierte Qualität und Struktur haben. Daher trifft das InEK Vereinbarungen mit ausgewählten Krankenhäusern, den sog. Kalkulationshäusern, welche Kosten- und Leistungsdaten nach klaren Standards übermitteln müssen. Die Menge dieser Daten übertrifft bei weitem das, was alle anderen Krankenhäuser routinemäßig übermitteln.

Im InEK werden die Daten mittels eines mathematischen Algorithmus verrechnet, so dass am Ende differenziert werden kann, welche Faktoren dazu beitragen, kostenintensive Patienten(tage) zu erklären. Diese mathematische Wundermaschine nennt man Grouper. Als Ergebnis sollen Bewertungsrelationen ermittelt werden, die Grundlage der Rechnungslegung sind, gleichzeitig die Grundlage der Budgetverhandlungen beeinflussen.

Im sechsten psychiatrischen und psychosomatischen Entgeltkatalog des InEK erklären die Faktoren Hauptdiagnose, schwere Nebendiagnosen und Aufenthaltsdauer die unterschiedlichen Bewertungsrelationen. Die neuen OPS (z. B. die Anzahl der Therapieeinheiten) spielten bis 2017 eine untergeordnete Rolle (nur bei mindestens sechs bzw. acht Therapieeinheiten/Woche, > 50 % des Aufenthaltes), gewinnen ab 2018 eine größere Bedeutung. Die jährliche Kalkulation wird zu weiteren Differenzierungen führen, in denen vermutlich auch weitere OPS Berücksichtigung finden werden. Aber es finden sich auch relevante Elemente mit einem stärkeren Tagesbezug. Einzelne Leistungen, wie eine intensive Einzelbetreuung und Patientenmerkmale, die besonders kranke Patienten charakterisieren, führen zu höheren tagesbezogenen Bewertungen.

Im Unterschied zum DRG-System berechnet der Grouper die Relativgewichte nach einem deutlich anderen Algorithmus, der die Entwicklung der Bewertungen der einzelnen Tage im Verlauf eines (teil-)stationären Aufenthalts langsam abfallen lässt (sog. Degression).

Um die aktuelle Logik zu verstehen, seien zwei (fiktive) Beispiele skizziert. Ein 65-jähriger Patient mit einer Depression ohne schwerwiegende somatische Nebendiagnosen kostet durchschnittlich ein Drittel weniger als ein 80-jähriger depressiver Patient mit einem schweren, instabilen Diabetes mellitus (insulinpflichtig), einer Harn- und Stuhlinkontinenz und intermittierenden Blutdruckkrisen. Während der erste Patient die Bewertungsrelation 1,2 aufweist, kommt der zweite Patient auf die Relation 1,8. Nach 10 Tagen sinkt die Bewertungsrelation bei dem einen Patienten auf 1,0, bei den anderen auf 1,5. Die Summe und der Mix der Relativgewichte wird mit hoher Wahrscheinlichkeit bei den lokalen Verhandlungen eine große Rolle spielen.

Der PEPP-Katalog, der Ergebnis der Arbeit des Groupers ist, ist mittlerweile recht stabil. Der Grouper sorgt dabei automatisch dafür, dass es immer zu der höchsten Bewertung kommt (der Algorithmus wird im Kapitel 9 erläutert). Derzeit hat die Mehrzahl der Experten die Einschätzung, dass das medizinische Controlling in den psychiatrischen und psychosomatischen Häusern einige Details (insbesondere die Grundlagen von höheren Bewertungen einzelner Tage) kennen, dadurch aber nicht zu sehr ihr tägliches Handeln (Kodierverhalten) bestimmen lassen sollten.

Es gilt weiterhin: Die Bemühungen sollten darauf ausgerichtet sein,

- mit den vorhandenen Ressourcen in den Kliniken und Abteilungen ein möglichst gutes Behandlungsangebot zur Verfügung zu stellen,
- die eigenen Zahlen zu kennen, diese vollständig zu erfassen und
- bei der Verbesserung der Kodierung immer wieder neue Schwerpunkte zu setzen, die berücksichtigen, welche Erlöse durch welche Kodes zu erzielen sind.

In die Algorithmen des InEK gehen eine Vielzahl von Informationen ein – u. a. das Alter, die Aufenthaltsdauer, die Diagnosen, die sog. 1:1-Betreuung. Wenn einzelne Variablen dazu beitragen, Kostendifferenzen zu erklären, werden diese weiter von den Krankenhäusern als ICD oder OPS ermittelt werden müssen, andere werden wieder verschwinden oder geändert werden. Die Relativgewichte sog. ergänzenden Tagesentgelte (ET) sollen im Sinne eines lernenden Systems immer besser erklärt werden können.

1.3 Grundlegende Begriffserklärungen

1.3.1 Kodierrichtlinien

In der Einführung zu den neuen Kodierrichtlinien für die Psychiatrie und Psychosomatik (DKR-Psych)[2] findet sich folgende Erläuterung:

Zitat: *„Um die gesetzlich vorgegebene leistungsgerechte Vergütung der psychiatrischen und psychosomatischen Einrichtungen zu ermöglichen, ist es nötig, dass vergleichbare Leistungen auch demselben Entgelt zugeordnet werden können. Dieser Forderung kann unter anderem dadurch besser Rechnung getragen werden, wenn Diagnosen- und Prozedurenklassifikationen in einheitlicher Weise angewendet werden. Kodierrichtlinien regeln und unterstützen diesen Prozess, um möglichst auch in schwierigen Fällen eine eindeutige Verschlüsselung zu ermöglichen."*

Die erste Version der Deutschen Kodierrichtlinien für Psychiatrie und Psychosomatik ist seit dem 1.1.2010 gültig und muss von allen Kliniken berücksichtigt werden. Dabei sind Richtlinien verpflichtend anzuwenden. Verstöße gegen die Richtlinien können zu einem späteren Zeitpunkt nach Prüfung durch den Medizinischen Dienst der Krankenversicherung (MDK) zu Rechnungskürzungen führen.

1.3.2 Operationen- und Prozedurenschlüssel

OPS steht für Operationen- und Prozedurenschlüssel[3]. Eine große Anzahl von OPS-Kodes ist in einem Katalog aufgeführt, der das Leistungsgeschehen in allen medizinischen Fächern besser abbilden soll. In der Entwicklung des somatischen DRG-Systems (dabei steht das „D" für Diagnosen von Englisch „diagnosis related groups") hatte sich frühzeitig herausgestellt, dass die Kosten sich nicht allein über die Diagnosen abbilden lassen. Mindestens genauso wichtig

2 Deutsche Kodierrichtlinien für die Psychiatrie/Psychosomatik (DKR-Psych), 2011.
3 Operationen- und Prozedurenschlüssel (OPS), 2013.

waren Operationen und Prozeduren, die teuer sind, und wesentlich zu den Gesamtkosten eines stationären Aufenthaltes beitragen. Daher wurden nach und nach immer mehr Kodes in die Liste aufgenommen. Entscheidend war dabei, dass sie dazu beitragen, hohe Kosten im Krankenhaus zu erklären. Nachdem dies am Anfang vor allem einzelne, klar abgrenzbare Leistungen waren (z. B. ein MRT des Kopfes) stellte sich zunehmend heraus, dass manchmal komplexe Behandlungsangebote die Kosten der Behandlung erklären. Diese wurden in den sog. Komplex-OPS-Kodes abgebildet, z. B. der komplexen Schmerz- oder Parkinsonbehandlung.

In der Psychiatrie und Psychosomatik handelt es sich gleichfalls um komplexe Behandlungsstrategien, die den Aufwand der Behandlungen erklären. Daher wurden die Basisleistungen als Komplexkodes definiert (z. B. dem Intensivkode). Es ist aufgrund der Erfahrungen aus der somatischen Medizin zu erwarten, dass von Jahr zu Jahr neue OPS-Kodes auch für die Psychiatrie und Psychosomatik entstehen werden (oder diese eine andere Differenzierung erhalten) bis sie angemessen die Leistungen abbilden und eine Entgeltzuordnung zuverlässig möglich ist.

1.3.3 Tagespauschale und Bewertungsrelation (sog. day mix = DM)

Die ersten drei Kataloge weisen tagesbezogene Relativgewichte aus (sog. day mix = DM). Die Berechnung erfolgt auf der Basis eines fallbezogenen Groupings. Diese Bewertungsrelationen unterscheiden sich je nach Schwere der Erkrankung und Intensität der Behandlung. Der Rechnungsbetrag ergibt sich dann aus der Multiplikation aus der Tagespauschale und dem Relativgewicht. Es steht zu erwarten, dass es über den Krankenhausvergleich zu einer Angleichung der Erlöse pro Relativgewicht kommen wird.

Dies stellt eine zentrale Umstellung der Finanzierung stationärer und teilstationärer Behandlungen dar. Ab 2013 werden auch die Leistungen der psychiatrischen Institutsambulanzen erfasst, um diese später in das System einzubeziehen.

1.3.4 Stationsäquivalente psychiatrische Behandlung (STÄB)

Mit dem Gesetz zur Weiterentwicklung der Versorgung und der Vergütung für psychiatrische und psychosomatische Leistungen (PsychVVG) wurde durch Änderungen des § 39 SGB V und den neuen § 115d SGB V die Möglichkeit einer stationsäquivalenten psychiatrischen Behandlung als eine neue Form der Krankenhausbehandlung eingeführt. Die stationsäquivalente psychiatrische Behandlung umfasst demnach eine psychiatrische Behandlung im häuslichen Umfeld durch mobile, ärztlich geleitete multiprofessionelle Behandlungsteams. Sie soll hinsichtlich der Inhalte sowie der Flexibilität und Komplexität der Behandlung einer vollstationären Behandlung entsprechen. Bisher haben erste Kliniken mit den Kostenträgern Verhandlungen aufgenommen. Aber zum Stand 11.2017 gibt es weder publizierte Vertragsansätze noch Erfahrungen in diesem Bereich. Dieses Thema wird 2018 sicher sehr in den Fokus der Akteure geraten. Seitens des OPS sind zwei Kodes hinzugekommen:

1. 9-701 - Stationsäquivalente psychiatrische Behandlung bei Erwachsenen (s. Kap. 5.5.)
2. 9-801 - Stationsäquivalente psychiatrische Behandlung bei Kindern und Jugendlichen (s. Kap. 5.5.)

Parallel wurden 2018 drei zusätzliche PEPP-Entgelte zur Abbildung der stationsäquivalenten Behandlung in den PEPP-Entgeltkatalog 2018 aufgenommen (Anlage 6b). Diese PEPP sind unbewertet.

3. QA80Z - Stationsäquivalente psychiatrische Behandlung bei Erwachsenen
4. QK80Z - Stationsäquivalente psychiatrische Behandlung bei Kindern und Jugendlichen
5. PF05Z – Fehlkodierung bei stationsäquivalenter psychiatrischer Behandlung

2 Erläuterungen zu den taggenauen Einstufungen nach Psych-PV und zu den Eingruppierungsempfehlungen

Am 18.12.2009 kam es zur Veröffentlichung von Eingruppierungsempfehlungen in die Behandlungsgruppen der Psychiatriepersonalverordnung (Psych-PV)[1]. Diese sollen seit dem 1.1.2010 die Entwicklung eines pauschalierenden Entgeltsystems gemäß § 17d KHG unterstützen. Sie wurden zwischen dem GKV-Spitzenverband und dem Verband der privaten Krankenversicherung auf der einen Seite und der Deutschen Krankenhausgesellschaft auf der anderen Seite vereinbart.

Die Empfehlungen sollen eine Hilfestellung für die Einstufung der Psych-PV-Kategorien A1–A6, S1–S6, G1–G6 und KJ1–KJ7 sein und dienen ausschließlich der Entwicklung des neuen Entgeltsystems. Sie gelten nicht für die vier Mal im Jahr stattfindenden Psych-PV-Einstufungen, welche den Krankenkassen übermittelt werden müssen und Grundlage der Budgetverhandlungen sind. Es ist aber davon auszugehen, dass sie dennoch eine gewisse normative Wirkung entfalten und sich die medizinischen Dienste der Krankenkassen implizit oder explizit bei Prüfung der quartalweisen Einstufung darauf berufen werden. Dies gilt es zurückzuweisen, da die obigen Selbstverwaltungspartner ausdrücklich beschlossen haben, dass die taggenauen Psych-PV-Einstufungen und damit auch die dafür entwickelten Empfehlungen ausschließlich für die Entgeltentwicklung verwendet werden dürfen.

Die taggenaue Einstufung ist nur für solche Einrichtungen verpflichtend, die schon seit Jahren eine quartalweise Einstufung vorzunehmen. So besteht für die meisten psychosomatischen Einrichtungen nicht die Notwendigkeit, die taggenaue Einstufung der Psych-PV durchzuführen. In den ersten Jahren schien es, dass die Einstufungen nach Psych-PV für die zukünftige Entwicklung des Entgeltsystems keine Rolle spielen werden. Diese Einschätzung hat sich ge-

1 Verordnung über Maßstäbe und Grundsätze für den Personalbedarf in der stationären Psychiatrie (Psych-PV).

ändert. Es könnte sein, dass sie Ausgangspunkt von Berechnungen des Personalbedarfs auf einem modernen Behandlungsstand werden. Umso wichtiger ist es, dass sie auch zukünftig gewissenhaft kodiert werden.

Was bedeutet der Begriff „Empfehlung"?
Empfehlungen sind Hilfestellungen, die die Klinken bei der Einstufung unterstützen sollen. Sie sind Orientierungspunkte, haben aber keinen verpflichtenden Charakter wie dies auf Richtlinien zutrifft (siehe folgendes Kapitel 3 zu den Kodierrichtlinien).

Seit wann ist die taggenaue Einstufung verpflichtend?
Die taggenaue Übermittlung der Psych-PV-Einstufungen ist seit dem 1.1.2010 verpflichtend. Die Übersendung an die Krankenkassen erfolgt bei Entlassung mit dem sog. § 301-Datensatz. Dabei bedeutet taggenau nicht zwingend, dass jeden Tag die Einstufung überprüft oder täglich ein Datensatz erzeugt werden muss. Der Rhythmus der Überprüfung der Einstufungen kann durch die Kliniken selbst festgelegt werden und sollte auch den Aufwand berücksichtigen, den die Einstufung (Reflexion der aktuellen Einstufung und Dokumentation möglicher Veränderungen) erzeugt. Die jeweiligen Datensätze, welche bei Entlassung an die Krankenkassen übermittelt werden, werden nur bei Ersteinstufung und bei Veranderung der Einstufung erzeugt.

Kann es zu Abweichungen zwischen den taggenauen Einstufungen und den pro Quartal erhobenen Psych-PV-Daten kommen?
Die Einstufungen pro Quartal basieren häufig auf einem langen Diskussionsprozess zwischen den lokalen Krankenkassen und den Krankenhäusern. Dies hat deutschlandweit dazu geführt, dass vergleichbare Patientenpopulationen unterschiedlich eingestuft werden. So ist es in einzelnen Regionen üblich, tagesklinische Patienten immer als A6 einzustufen, in anderen findet eine differenzierte Betrachtung dieser Patientengruppe statt, so dass Einstufungen nach A1, A5 und A6 erfolgen. Diese Praxis wurde in Gerichtsurteilen bestätigt. Da die quartalsweise stattfindenden Einstufungen nicht die Eingruppierungsempfehlungen berücksichtigen (müssen) (diese beruhen auf den allgemeinen Definitionen in Anlage 1 und 2 zur Psych-PV), wird diese unterschiedliche Pra-

xis fortbestehen. Dies ist dem einzelnen Arzt, der die Einstufung vornimmt, nur schwer zu vermitteln. In einzelnen Häusern kam es im Jahr 2011 aufgrund der Wechselwirkung zu einer verringerten Einstufung von Patienten in die Kategorien A2, S2 und G2 mit erheblichen finanziellen Auswirkungen. Daher ist zu empfehlen, die quartalsweisen Einstufungen intensiv zu monitoren.

Welchen Nummern sind die einzelnen Psych-PV-Kategorien innerhalb der OPS-Systematik zugeordnet?
Die Einteilung folgt der Logik der OPS-Systematik. Die Kategorien der Psych-PV finden sich im Kapitel 9 des OPS-Katalogs[2].

Behandlung in Einrichtungen, die im Anwendungsbereich der Psychiatrie-Personalverordnung liegen

Die Definitionen der Behandlungsbereiche richten sich nach der Psychiatrie-Personalverordnung.

9-980 Behandlung von Erwachsenen in Einrichtungen, die im Anwendungsbereich der Psychiatrie-Personalverordnung liegen, Allgemeine Psychiatrie

Hinw.: Ein Kode aus diesem Bereich ist zu Beginn der Behandlung und bei jedem Wechsel des Behandlungsbereichs sowie bei einem Wechsel zwischen Allgemeiner Psychiatrie, Abhängigkeitskranke, Gerontopsychiatrie und Kinder- und Jugendpsychiatrie anzugeben.

9-980.0	Behandlungsbereich A1 (Regelbehandlung)
9-980.1	Behandlungsbereich A2 (Intensivbehandlung)
9-980.2	Behandlungsbereich A3 (Rehabilitative Behandlung)
9-980.3	Behandlungsbereich A4 (Langdauernde Behandlung Schwer- und Mehrfachkranker)
9-980.4	Behandlungsbereich A5 (Psychotherapie)
9-980.5	Behandlungsbereich A6 (Tagesklinische Behandlung)

2 Operationen- und Prozedurenschlüssel (OPS), 2018.

9-981	*Behandlung von Erwachsenen in Einrichtungen, die im Anwendungsbereich der Psychiatrie-Personalverordnung liegen, Abhängigkeitskranke*
9-981.0	Behandlungsbereich S1 (Regelbehandlung)
9-981.1	Behandlungsbereich S2 (Intensivbehandlung)
9-981.2	Behandlungsbereich S3 (Rehabilitative Behandlung) Inkl.: sogenannte Entwöhnung
9-981.3	Behandlungsbereich S4 (Langdauernde Behandlung Schwer- und Mehrfachkranker)
9-981.4	Behandlungsbereich S5 (Psychotherapie)
9-981.5	Behandlungsbereich S6 (Tagesklinische Behandlung)
9-982	*Behandlung von Erwachsenen in Einrichtungen, die im Anwendungsbereich der Psychiatrie-Personalverordnung liegen, Gerontopsychiatrie*
9-982.0	Behandlungsbereich G1 (Regelbehandlung)
9-982.1	Behandlungsbereich G2 (Intensivbehandlung)
9-982.2	Behandlungsbereich G3 (Rehabilitative Behandlung)
9-982.3	Behandlungsbereich G4 (Langdauernde Behandlung Schwer- und Mehrfachkranker)
9-982.4	Behandlungsbereich G5 (Psychotherapie)
9-982.5	Behandlungsbereich G6 (Tagesklinische Behandlung)
9-983	*Behandlung von Kindern und Jugendlichen in Einrichtungen, die im Anwendungsbereich der Psychiatrie-Personalverordnung liegen, Kinder- und Jugendpsychiatrie*
9-983.0	Behandlungsbereich KJ1 (Kinderpsychiatrische Regel- und Intensivbehandlung)

Hinw.: Dieser Kode ist nur für Patienten bis zur Vollendung des 18. Lebensjahres, in Ausnahmen auch bis zum 21. Lebensjahr, anzugeben.

9-983.1 Behandlungsbereich KJ2 (Jugendpsychiatrische Regelbehandlung)
9-983.2 Behandlungsbereich KJ3 (Jugendpsychiatrische Intensivbehandlung)
9-983.3 Behandlungsbereich KJ4 (Rehabilitative Behandlung)
9-983.4 Behandlungsbereich KJ5 (Langdauernde Behandlung Schwer- und Mehrfachkranker)
9-983.5 Behandlungsbereich KJ6 (Eltern-Kind-Behandlung)
9-983.6 Behandlungsbereich KJ7 (Tagesklinische Behandlung)

Die Einstufung nach Psych-PV nach den neuen Eingruppierungsempfehlungen

Die Eingruppierungsempfehlungen unterstützen die Einstufung zum einen durch die klare Definition von Kriterien für die Zuordnung, zum anderen werden sie durch Beispiele ergänzt, welche Patienten mit den verschiedenen Schweregraden der Krankheitsbilder veranschaulichen sollen.

Im Folgenden werden die einzelnen Einstufungen unter Nennung möglicher Abweichungen zu der bisherigen Einstufungspraxis dargestellt. Die Abweichungen finden sich immer unter dem Stichwort „Hinweise“ und sind nicht Teil der Eingruppierungsempfehlungen, sondern Ergänzungen durch den Autor.

1. Allgemeine Psychiatrie
A1 Regelbehandlung

Kranke	Behandlungsziele	Behandlungsmittel
Akut psychisch Kranke	Erkennen und Heilen, psychische und soziale Stabilisierung	Diagnostik, Psychopharmakotherapie, Psychotherapie, Soziotherapie, Ergotherapie

Erläuterungen

In den Behandlungsbereich A1 sind stationär behandelte Patienten mit Erkrankungen aus dem Teilgebiet Allgemeine Psychiatrie einzugruppieren, sofern keine Intensivbehandlung (A2), rehabilitative Behandlungsziele und -mittel (A3), eine langdauernde Behandlung bei komplexer Symptomatik (A4) oder psychotherapeutische Behandlungsmittel (A5) dominieren.

Beispiel

Patient, Alter 50 Jahre, mit mittelschwerer Depression verbunden mit Antriebslosigkeit, sozialem Rückzug und gelegentlichen Lebensüberdrussgedanken ist nicht dazu in der Lage, seine Medikamente selbständig einzunehmen. Eine ausreichende Selbstversorgung und Tagestrukturierung sind im Alltag nicht mehr gewährleistet.

Hinweise

Es ist nicht zu erkennen, dass die Hinweise der Selbstverwaltung und das Patientenbeispiel zu einer Veränderung der Einstufungspraxis führen.

Welche formalen Fehler werden in den psychiatrischen Kliniken und Abteilungen am häufigsten gemacht?

- Es finden sich Tage ohne Psych-PV-Einstufung.
- An einzelnen Tagen werden zwei Einstufungen vorgenommen.
- Die aktuelle Psych-Einstufung wird nicht oder zeitverzögert überprüft.

A2 Intensivbehandlung

Kranke	Behandlungsziele	Behandlungsmittel
Psychisch Kranke, manifest selbstgefährdet, fremdgefährdend, somatisch vitalgefährdet	Erkennen und Heilen, Risikoabschätzung, Krisenbewältigung. Stabilisierung als Voraussetzung für weitere therapeutische Maßnahmen	Diagnostik, Erst- und Notfallbehandlung, einzelbezogene Intensivbehandlung einschließlich Psychopharmakotherapie

Erläuterungen

Beim Behandlungsbereich A2 (ebenso S2 und G2) ist in der Spalte „Kranke" das Wort „manifest" zu beachten. Z. B. ist bei Suizidgefahr gemeint, dass der Patient krankheitsbedingt nicht in der Lage ist, auch nur über kurze Zeit für sich die Verantwortung zu übernehmen, er also eine sehr dichte Betreuung benötigt. Manifeste Selbst- oder Fremdgefährdung ist zu bejahen, wenn der Patient nicht absprachefähig oder sein Verhalten nicht vorhersehbar ist. Die unter psychisch Kranken weit verbreitete latente Suizidgefahr ist für den Behandlungsbereich A2 nicht ausreichend. Die Patienten im Behandlungsbereich A2 sind so schwer krank, dass sie zumeist einzelfallbezogen behandelt werden müssen. Für den „Intensiv"-Charakter von Behandlungsbereich A2 ist der quantitative pflegerische Betreuungsaufwand für sich kein ausreichendes Kriterium, entscheidend ist – wegen der unmittelbaren Gefährdung – der hohe und häufige ärztliche Abstimmungsaufwand in Bezug auf Behandlungsziele und -mittel. Der diagnostische und therapeutische Aufwand muss dann auch aus der Dokumentation erkennbar sein, z. B. bei somatischer Vitalgefährdung: Vitalzeichenkontrolle. Ein Hinweis für Behandlungsbereich A2 ist die unfreiwillige Behandlung bzw. der Patient müsste untergebracht werden, wenn er nicht in die Behandlung einwilligen würde (weil eine Entlassung gegen ärztlichen Rat nicht zu verantworten wäre). Die Intensivbehandlung ist in der Regel eine relativ kurze Durchgangsphase, meist in Richtung Behandlungsbereich A1. Sie kann aber auch als Kriseninterventionsphase von jeder anderen Ebene aus notwendig werden.

Die Einstufung in die Intensivbehandlung ist nicht mit Beurlaubung oder unbegleitetem Ausgang von der Station vereinbar. Zur Entaktualisierung können kurze begleitete Ausgänge durchgeführt werden. Der Behandlungsbereich A2 kann auch noch für wenige Tage vorliegen, wenn sich der Patient nach einer hochakuten Symptomatik bessert, die Gefährdungsaspekte aber noch nicht sicher abgeklungen sind (z. B. bei abklingender manifester Suizidalität).

Beispiel

Patient, Alter 22 Jahre, mit akutem Schub einer schizophrenen Psychose ist affektiv gespannt, kann die Nähe anderer nicht ertragen, wird aggressiv/tätlich gegenüber anderen. Täglich sind, auch unvorhersehbar, mehrfach ärztliche Behandlungsmaßnahmen (Einschätzung des Gefährdungspotentials, Kriseninterventionsgespräche, Adaption der Bedarfsmedikation, Festlegung der Beaufsichtigungsintensität) erforderlich. Der pflegerische Beobachtungs-, Überwachungs- und Interventionsbedarf ist hoch, der Patient wird engmaschig beaufsichtigt.

Hinweise

Die Erläuterung machen deutlich, dass es einige sehr klare Kriterien gibt, die nur noch eine Zuordnung zum Bereich A2 zulassen:

1. Die Definition des Wortes „manifest" wird pointiert beschrieben. Manifest bedeutet nicht vorhersagbar oder nicht absprachefähig.
2. Auch werden die Hinweise zur Ausgangsregelung der Patienten schärfer formuliert, als dies bisher in den Stichtagserhebungen üblich ist. Es sind nur noch kurze Ausgänge zur Entlastung möglich. So ist die Zuordnung von Menschen mit Borderline-Störungen, solange sie regelmäßig in den Ausgang gehen, nicht mehr mit einer Einstufung nach A2 vereinbar.

A3 Rehabilitative Behandlung

Kranke	Behandlungsziele	Behandlungsmittel
Für die rehabilitative Behandlung ausreichend stabilisierte Kranke mit psychischen und sozialen Krankheitsfolgen	Bessern, Lindern der Krankheitsfolgen; mit diesen leben lernen, Enthospitalisierung, Wiedereingliederung	Mehrdimensionale rehabilitative Behandlung; Psychotherapie zur Bewältigung der Krankheitsfolgen, Soziotherapie, Ergotherapie

Erläuterungen

Dieser Behandlungsbereich ist als psychiatrische Krankenhausbehandlung nur noch selten erforderlich, zumeist nach längerer stationärer Behandlung in der Phase der Vorbereitung einer Reintegration in die ursprüngliche oder eine neue Wohnform oder zur Vorbereitung einer Rehabilitationsmaßnahme (z. B. Rehabilitation psychisch Kranker, RPK; Eingliederung in den Bereichen Wohnen, Arbeit und Beschäftigung).

Beispiel

Bei einem jüngeren, bisher allein lebenden Patienten mit bipolarer affektiver Störung und häufigen Wechseln zwischen schweren manischen und depressiven Episoden, kann erst nach neun Monaten stationärer Behandlung eine deutliche Besserung erreicht werden. Jetzt steht die Rehabilitation im Sinne von Reintegration in das Alltagsleben mit Integration in eine betreute Wohngemeinschaft und die Vorbereitung des Besuchs einer Tagesstätte im Vordergrund der Behandlung. Der Patient ist mit den Alltagsaktivitäten noch häufig überfordert, ambivalent bezüglich der Zukunftsplanung und braucht noch regelmäßige multiprofessionelle Behandlung und Bezugspflege. Es geht darum, die Wechselwirkungen von Anforderungen und Belastungen einerseits und Medikamentenwirkungen und nebenwirkungen andererseits zu einem vom Patienten steuerbaren Gleichgewicht zu bringen.

Hinweise

Die Bedeutung dieser Einstufung wird auch nach der klareren Definition aufgrund der zunehmend kürzeren Liegezeiten vermutlich nur selten Anwendung finden.

A4 Langdauernde Behandlung Schwer- und Mehrfachkranker

Kranke	Behandlungsziele	Behandlungsmittel
Psychisch Kranke mit anhaltend akuten Symptomen und/oder erheblichen psychischen und sozialen Krankheitsfolgen	Bessern, Lindern, Verhüten von Verschlimmerung, Stabilisierung als Voraussetzung für weitere therapeutische Maßnahmen	Medizinische Grundversorgung mit hohem ärztlichen und pflegerischen Aufwand, mehrdimensionale Einzelbehandlung, Gestaltung des therapeutischen Milieus in Kleingruppen

Erläuterungen

Diese Kranken haben einen anhaltend akuten Krankheitsverlauf, so ähnlich wie bei Behandlungsbereich A1, jedoch länger andauernd. Der hohe ärztliche und pflegerische Aufwand kann z. B. erforderlich werden, wenn neben der Psychose eine hirnorganische Schädigung verschlimmernd hinzukommt oder wenn neben der psychischen Erkrankung erheblich körperliche Erkrankungen (Diabetes mellitus, häufige Asthmaanfälle usw.) vorliegen. Patienten im Behandlungsbereich A4 können in der Regel nicht selbständig zu ihren therapeutischen Aktivitäten oder zu ihren diagnostischen Maßnahmen außerhalb der Station gehen und bedürfen daher pflegerischer Begleitung. Der hohe therapeutische Aufwand muss aus der Dokumentation erkennbar sein.

Beispiel

Patientin, Alter 47 Jahre, mit chronisch-rezidivierender Schizophrenie mit akuter paranoid- halluzinatorischer Symptomatik, ist übergewichtig, hat einen insulinpflichtigen Diabetes mellitus mit diabetischen Folgeschädigungen und unzureichender Stoffwechsellage. Insbesondere die medikamentöse Behandlung kann wegen der Multimorbidität nur langsam einschleichend und unter ständiger ärztlicher Kontrolle unter Bezug auf die Komorbidität vorgenommen werden.

Hinweise

Neben der Verpflichtung, über Nebendiagnosen den erhöhten diagnostischen und therapeutischen Aufwand darzustellen, besteht mit dieser Einstufung eine weitere Möglichkeit, diese somatisch und psychisch Erkrankten darzustellen. Es ist sicherlich sinnvoll, diese Kodiermöglichkeit zu nutzen.

A5 Psychotherapie

Kranke	Behandlungsziele	Behandlungsmittel
Kranke mit schweren Neurosen oder Persönlichkeitsstörungen, die stationär psychotherapeutisch behandelt werden müssen	Erkennen und Heilen, Krisenbewältigung, Befähigung zur ambulanten psychotherapeutischen Behandlung	Komplexe psychotherapeutische Behandlung

Erläuterungen

Dies ist eine spezielle Phase psychiatrischer Behandlung, bei der Psychotherapie im Vordergrund steht. Die Patienten sind schon soweit stabilisiert, dass sie weniger therapeutische Unterstützung in der Bewältigung des Alltags benötigen als in Behandlungsbereich A1. Eine psychopharmakologische Mitbehandlung ist dabei nicht ausgeschlossen. Psychotherapie kann nach dem aktuellen Stand der Wissenschaft nicht nur bei „schweren Neurosen oder Persönlichkeitsstörungen", sondern bei allen psychischen Erkrankungen wirksam angewendet werden.

Beispiel 1

Patientin, Alter 20 Jahre, alleinlebend, ist erstmalig mit einer Anorexia nervosa (bulimischer Typ) in stationärer Behandlung wegen zunehmender Ess-/Brechanfälle, die sich im Rahmen der ambulanten Psychotherapie nicht stabilisieren ließ; BMI 16 kg/m^2, Elektrolyte im unteren Grenzbereich.

Beispiel 2

Patient, Alter 45 Jahre, beruflich erfolgreich, ist nach einem Autounfall ohne somatische Folgeerkrankungen aufgrund einer ausgeprägten Symptomatik in Form von Herzrasen und Schwindelattacken nicht mehr in der Lage, das Haus ohne Begleitperson zu verlassen. Aktuell ist die Ausübung seines Berufes nicht möglich. Gelegentliche soziale Kontakte sind auf die häusliche Umgebung eingeschränkt.

Hinweise

Die Einstufung nach A5 wird im Rahmen der budgetrelevanten Einstufung sehr zurückhaltend vorgenommen, da die psychotherapeutischen Leistungen, die notwendig sind, um eine qualifizierte Psychotherapie durchzuführen, nicht hinreichend finanziert werden. Insbesondere die Häufigkeit der Verwendung dieser Kodiermöglichkeit wird sicherlich erheblich dadurch beeinflusst, ob die einzelnen Häuser darauf vertrauen können, dass die taggenaue Einstufung tatsächlich nicht durch die Krankenkassen verwendet wird.

A6 Tagesklinische Behandlung

Kranke	Behandlungsziele	Behandlungsmittel
Psychisch Kranke, nicht oder nicht mehr vollstationär behandlungsbedürftig	Erkennen und Heilen, psychische und soziale Stabilisierung, Wiedereingliederung, Krisenbewältigung	Diagnostik, Psychopharmakotherapie, Psychotherapie, Soziotherapie, Ergotherapie

Erläuterungen

Tagesklinische Behandlung ist in einer Tagesklinik oder integriert auf einer Station möglich. Voraussetzungen für eine tagesklinische Behandlung – entweder bei Direktaufnahme aus dem ambulanten Bereich oder im Anschluss an die vollstationäre Behandlung – sind eine ausreichende Absprachefähigkeit des Patienten, ausreichende körperliche und psychische Belastbarkeit, ausreichende Betreuungsmöglichkeiten abends, nachts und an den Wochenenden und die Fähigkeit den täglichen Weg in die Tagesklinik bewältigen zu können. Direktaufnahmen in die Tagesklinik aus dem ambulanten Bereich begründen in der Regel einen höheren diagnostischen und therapeutischen Aufwand.

Beispiel

Patient, Alter 35 Jahre, mit einer initial schweren depressiven Episode mit Herabgestimmtheit und erheblicher Antriebsminderung, wird nach einer vollstationären Behandlung tagesklinisch weiterbehandelt, nachdem sich die Depression etwas aufgehellt hat und der Patient den Weg zu und von der Tagesklinik gut bewältigen kann.

Hinweise

Die Einstufung nach A6 wird unterschiedlich interpretiert. Der Hinweis, dass Direktaufnahmen in die Tagesklinik einen höheren diagnostischen und therapeutischen Aufwand begründen, wird vielfach so interpretiert, dass eine Direktaufnahme auch eine Einstufung nach A1 begründet. Auch steht bei einem tagesklinischen Setting die Einstufung nach A5 zur Verfügung, wenn die psychotherapeutische Behandlung im Vordergrund steht.

2. Abhängigkeitskranke
S1 Regelbehandlung

Kranke	Behandlungsziele	Behandlungsmittel
Alkohol- und Medikamentenabhängige	Erkennen der Abhängigkeit, Entgiftung, Befähigung zur ambulanten Behandlung oder zur Entwöhnung, soziale Stabilisierung.	Psychiatrische, neurologische und allgemeinmedizinische Diagnostik und Behandlung, Motivation zur Inanspruchnahme suchtspezifischer Hilfen.

Erläuterungen

Diesem Behandlungsbereich sind alle stationär aufgenommenen Patienten mit Abhängigkeitssyndrom oder schädlichem Gebrauch von Alkohol und/oder Medikamenten zuzuordnen, sofern keine besondere Gefährdung vorliegt (Drogenabhängige siehe Behandlungsbereich S2).
Auch bei unkomplizierten Entzugsbehandlungen sind in den ersten zwei bis drei Tagen regelmäßige Überwachungsmaßnahmen (Patientenbeobachtung, Vigilanz, Blutdruck und Puls) erforderlich. Dies allein begründet nicht, ebenso wenig wie eine Medikation, die Eingruppierung in die Intensivbehandlung S2.
Die Behandlungsziele sind der Entzug (im Suchtmittel freien Raum), körperliche und psychische Stabilisierung, Fähigkeit und Bereitschaft, sich auf die Bearbeitung der Sucht und ihrer Folgen einzulassen als Voraussetzung für die Inanspruchnahme weiterer suchtspezifischer Hilfen (Motivationsbehandlung).

Beispiel

Patient, Alter 36 Jahre, mit seit vier Jahren bekannter Alkoholabhängigkeit und mehrmonatiger Abstinenz nach Langzeittherapie, kommt nach zweiwöchigem Rückfall mit 1,4 Promille Atemalkohol zur qualifizierten Entzugsbehandlung.

Hinweise

Dies stellt keine Änderung zur bisherigen Einstufungspraxis dar.

S2 Intensivbehandlung

Kranke	Behandlungsziele	Behandlungsmittel
Alkohol-, Medikamenten- und Drogenabhängige, manifest selbstgefährdet, fremdgefährdend, somatisch vitalgefährdet	Erkennen und Heilen, Risikoabschätzung, Krisenbewältigung, Entgiftung, Delirbehandlung, Stabilisierung als Voraussetzung für weitere therapeutische Maßnahmen	Psychiatrische, neurologische und allgemeinmedizinische Diagnostik, intensive medikamentöse Behandlung, Motivation zur Inanspruchnahme suchtspezifischer Hilfen

Erläuterungen

Diese Phase ist für die meisten Patienten kurz. Hier geht es neben der Delirbehandlung z. B. um die Überwachung von intoxikierten, bewusstseinsgetrübten Patienten (Kontrolle von Vigilanz, Blutdruck und Herzfrequenz rund um die Uhr, z. B. Überwachung anamnestisch bekannter Krampfanfälle oder bei Verdacht auf Krampfanfälle). Der unkomplizierte Entzug fällt nicht unter Behandlungsbereich S2. Drogenkranke sind in den Behandlungsbereich S2 einzugruppieren.
Bei bestehender Alkoholabhängigkeit und gleichzeitigem Gebrauch illegaler Drogen ist der Behandlungsschwerpunkt maßgeblich für die Eingruppierung in S1 oder S2. Bei im Vordergrund stehendem Drogenentzug ist der Patient in S2 einzugruppieren. Erfolgt eine Alkoholentzugsbehandlung, z. B. bei einer Drogen-Substitutionsbehandlung, ohne sonstigen Beigebrauch, und ist die Behandlung unkompliziert, erfolgt die Eingruppierung in den Behandlungsbereich S1. Auch bei Drogenabhängigkeit in der Anamnese und derzeitiger Abstinenz bzgl. Drogen ist für den unkomplizierten Alkoholentzug der Behandlungsbereich S1 maßgeblich.

Beispiel 1

Patient, Alter 50 Jahre, mit Alkoholabhängigkeit entwickelt kurz nach der Aufnahme ein Entzugsdelir und muss intensiv ärztlich und pflegerisch überwacht und behandelt werden. Das Pflegepersonal hat engmaschig Sichtkontakt zum Patienten, Blutdruck und Puls werden regelmäßig gemessen. Es erfolgt eine an die Symptomatik angepasste Medikation mit einem entzugslindernden Medikament.

Beispiel 2

Patientin, Alter 32 Jahre, mit Heroinabhängigkeit kommt erstmalig zu einer qualifizierten Entzugsbehandlung.

Hinweise

Die Einstufung nach S2 setzt voraus, dass die Überwachung der Vitalparameter engmaschig stattfindet. Dies muss in der Dokumentation erkennbar sein.

S3 Rehabilitative Behandlung einschließlich sog. Entwöhnung

Kranke	Behandlungsziele	Behandlungsmittel
Ausreichend entgiftete, motivierte und belastbare Alkohol- und Medikamentenabhängige oder inzwischen zur rehabilitativen Behandlung befähigte Schwer- und Mehrfachkranke	Abstinenz, Befähigung zu ambulanter Behandlung, Integration in Selbsthilfegruppen, Wiedereingliederung	Suchtspezifische mehrdimensionale Behandlung

Erläuterungen

Dieser Behandlungsbereich hat nur noch eine untergeordnete Bedeutung. Er dient vor allem dazu, die Integration in eine betreute Wohnform vorzubereiten oder die Rehabilitationsfähigkeit zu erzielen.

Beispiel

Patient, Alter 55 Jahre, langjährig alkoholkrank, mit alkoholbedingten körperlichen (Polyneuropathie, mäßige kognitive Störungen, Impulsdurchbrüche) und sozialen Schädigungen bzw. Beeinträchtigungen (Scheidung, Verlust von Arbeitsplatz und aktuell Verlust der Wohnung). Er soll nach abgeschlossener Entzugsbehandlung in eine soziotherapeutische Einrichtung entlassen werden. Der Patient ist noch nicht gruppenfähig.

Hinweise

Keine

S4 Langdauernde Behandlung Schwer- und Mehrfachkranker

Kranke	Behandlungsziele	Behandlungsmittel
Alkohol- u. Medikamentenabhängige mit anhaltenden psychiatrischen neurologischen und internistischen Begleit- und Folgeerkrankungen, erhebliche Rückfallgefahr rehabilitative Behandlung oder Entlassung in komplementäre Einrichtungen nicht möglich	Bessern, Lindern, Verhüten von Verschlimmerung, Befähigung zur rehabilitativen Behandlung, Eingliederung in komplementäre Einrichtungen und ambulante Behandlung	Medizinische Grundversorgung mit hohem ärztlichem und pflegerischem Aufwand, suchtspezifische soziotherapeutisch mehrdimensionale Behandlung.

Erläuterungen

In diesem Behandlungsbereich sind chronisch mehrfach geschädigte Abhängigkeitskranke mit langdauernden körperlichen und/oder kognitiven Symptomen und/oder anderen psychischen Erkrankungen einzugruppieren. Der hohe pflegerische und therapeutische Aufwand kann z. B. erforderlich werden, wenn neben der Abhängigkeitserkrankung andere Erkrankungen (z. B. Korsakow-Syndrom), andere hirnorganische Schädigungen oder andere psychische Erkrankungen (z. B. Psychose, schwere affektive Erkrankung) oder somatische Komorbiditäten (z. B. Leberzirrhose, Polyneuropathie) erschwerend hinzukommen.

Beispiel

Patient, Alter 58 Jahre, langjährig alkoholkrank, bei dem nach Abschluss der Entzugsbehandlung anhaltende und schwere kognitive Störungen, u. a. Kurzzeitgedächtnisstörungen, Orientierungsstörungen auf der Station, Konfabulationen, fehlende Krankheitseinsicht und erhebliche Überschätzung des eigenen Leistungsvermögens im Sinne eines amnestischen Syndroms auffallen. Der Patient braucht regelmäßige multiprofessionelle therapeutische Behandlung, neuropsychologische Therapie und bezugspflegerische Anleitung.

Hinweise

Die Bedeutung bei dieser Einstufung liegt auf der behandlungs- und pflegerelevanten Komorbidität.

S5 Psychotherapie

Kranke	Behandlungsziele	Behandlungsmittel
Alkohol- und Medikamentenabhängige mit schweren Neurosen oder Persönlichkeitsstörungen, erhebliche Rückfallgefahr	Erkennen der Abhängigkeit, Abstinenz, Befähigung zur ambulanten psychotherapeutischen Behandlung, Krisenbewältigung	Psychotherapeutische Behandlung unter Berücksichtigung suchtspezifischer Gesichtspunkte

Erläuterungen

In diesen Behandlungsbereich sind Suchtpatienten einzugruppieren, bei denen die psychotherapeutische Behandlung im Vordergrund steht, die aber aufgrund der Schwere oder der Komplexität der Erkrankung nicht in einer Rehabilitationseinrichtung behandelt werden können.

Beispiel

Patientin, Alter 35 Jahre, mit langjähriger Alkoholabhängigkeit und Angststörung. Nach Abschluss der Entzugsbehandlung steht die Angsterkrankung mit sozialer Phobie im Vordergrund. Die Patientin ist deswegen nur eingeschränkt gruppenfähig, bedarf häufiger therapeutischer Kurzkontakte. Als Behandlungsmittel kommen vor allem verhaltenstherapeutische Interventionen zum Einsatz.

Hinweise

Diese Einstufung wird auch zukünftig keine wesentliche Rolle spielen. Es sollte geprüft werden, ob bei dem Beispielpatienten nicht auch die Einstufungen A1 oder A5 in Frage kommen, sobald die verhaltenstherapeutische Behandlung im Vordergrund steht.

S6 Tagesklinische Behandlung

Kranke	Behandlungsziele	Behandlungsmittel
Alkohol- und Medikamentenabhängige, entgiftet, nicht oder nicht mehr vollstationär behandlungsbedürftig	Erkennen der Abhängigkeit, Abstinenz, Befähigung zur amb. Behandlung, Integration in Selbsthilfegruppe, Krisenbewältigung, Vermeidung/Verkürzung vollstationärer Behandlung	Erkennen der Abhängigkeit, Abstinenz, Befähigung zur amb. Behandlung, Integration in Selbsthilfegruppe, Krisenbewältigung, Vermeidung/Verkürzung vollstationärer Behandlung

Erläuterungen

Tagesklinische Behandlung ist in einer Tagesklinik oder integriert auf einer Station möglich. Voraussetzungen für eine tagesklinische Behandlung – entweder bei Direktaufnahme aus dem ambulanten Bereich oder im Anschluss an die vollstationäre Behandlung – sind eine ausreichende Absprachefähigkeit des Patienten, ausreichende körperliche und psychische Belastbarkeit, ausreichende Betreuungsmöglichkeiten abends, nachts und an den Wochenenden und die Fähigkeit den täglichen Weg in die Tagesklinik bewältigen zu können. Dies ist eine geeignete Behandlungsphase für Suchtkranke, die so stabil sind, dass sie therapiefreie Zeiten (abends und am Wochenende) ohne Rückfall bewältigen. Direktaufnahmen in die Tagesklinik aus dem ambulanten Bereich begründen in der Regel einen höheren diagnostischen und therapeutischen Aufwand.

Beispiel

Patientin, Alter 28 Jahre, alkoholabhängig, kommt zur Entzugsbehandlung. Seit ca. einem Jahr Kontrollverlust, morgendliches Trinken seit ca. drei Monaten. Sie hat ein vierjähriges Kind. Der Ehemann droht mit Scheidung, wenn sie sich nicht behandeln lasse. Die Patientin hat sich schon bei der Suchtberatungsstelle vorgestellt. Sie will eine Entzugsbehandlung durchführen, aber wegen des Kindes keine stationäre Behandlung.

Hinweise

Es gelten die gleichen Hinweise wie bei A6.

3. Gerontopsychiatrie
G1 Regelbehandlung

Kranke	Behandlungsziele	Behandlungsmittel
Akut psychisch Kranke im höheren Lebensalter (meist Multimorbidität)	Erkennen und Heilen, Bessern, psychische, somatische und soziale Stabilisierung, vorwiegend Entlassung nach Hause	Psychiatrische, neurologische, allgemeinmedizinische und soziale Diagnostik und Therapie. Medizinische Grundversorgung; gegebenenfalls Einbeziehung weiterer gebietsärztlicher Leistungen

Erläuterungen

Hier sind stationär aufgenommene Patienten einzugruppieren, bei denen die Besonderheiten des höheren Lebensalters und/oder Multimorbidität zu berücksichtigen sind, sofern nicht unmittelbare Gefährdungen vorliegen.

Besonderheiten des höheren Lebensalters sind zum Beispiel: Vereinsamung nach Verlust von Bezugspersonen, verminderte körperliche Belastbarkeit, Verlust des gewohnten Wohnumfeldes, zunehmender Hilfebedarf. Unter Multimorbidität ist zu verstehen: Psychische Erkrankung und/oder zusätzlich relevante somatische Erkrankung(en).

Beispiel

Patientin, Alter 75 Jahre, mit einer depressiven Episode. Sie war nach dem Tod des Ehemanns vereinsamt, lag in der letzten Zeit fast nur noch im Bett, hat die Medikamente nicht zuverlässig genommen, sich nicht ausreichend ernährt. Auf Station ist sie absprachefähig, kann mit Gehstock noch sicher gehen. Braucht sehr lange für die täglichen Verrichtungen, benötigt aber keine Hilfe mehr. Sie zeigt lediglich leichte zeitliche Orientierungs- und Merkfähigkeitsstörungen.

Hinweise

Keine

G2 Intensivbehandlung

Kranke	Behandlungsziele	Behandlungsmittel
Psychisch Kranke im höheren Lebensalter, manifest selbstgefährdet, fremdgefährdend und somatisch vitalgefährdet	Erkennen und Heilen, Risikoabschätzung, Krisenbewältigung, Bessern der vital bedrohlichen Störungen, Stabilisierung als Voraussetzung für weitere therapeutische Maßnahmen	Psychiatrische und somatische Diagnostik. Erst- und Notfallbehandlung, einzelbezogene Intensivbehandlung einschließlich medikamentöser Therapie

Erläuterungen

In den Behandlungsbereich G2 sind Patienten einzugruppieren, die zwar körperlich rüstig, aber anhaltend sehr unruhig und verwirrt sind. Diese Patienten gefährden schwache, hilflose Mitpatienten, und sie gefährden sich selbst. Die unmittelbare Gefährdung kann auch von somatischen Erkrankungen ausgehen (Vitalgefährdung), die eine kontinuierliche Überwachung der Vitalparameter erfordern. Manifeste Selbst- oder Fremdgefährdung ist zu bejahen, wenn der Patient nicht absprachefähig oder sein Verhalten nicht vorhersehbar ist.

Beispiel

Patientin, Alter 81 Jahre, mehrjährig bekannte Demenz vom Alzheimer-Typ, lebt in einem spezialisierten Pflegeheim. Sie ist anhaltend motorisch unruhig, irrt zeitweise auf der Station umher, geht in fremde Zimmer, ruft und klagt ständig, wirft mit Gegenständen nach anderen Patienten und Personal und drängt an der Stationstür nach draußen, so dass sie beaufsichtigt werden muss. Auch beim Essen ist wegen einer Schluckstörung Beaufsichtigung erforderlich.

Hinweise

G2 nimmt nicht explizit Stellung zur Ausgangsregelung. Es geht immer um das Moment der Gefährdung, welches auch die somatische Gefährdung einschließt. Dann muss aus der Dokumentation hervorgehen, dass die Vitalparameter engmaschig überwacht wurden.

G3 Rehabilitative Behandlung

Kranke	Behandlungsziele	Behandlungsmittel
Ausreichend stabilisierte psychisch Kranke im höheren Lebensalter mit psychischen, somatischen und sozialen Einbußen	Bessern und Lindern, mit Krankheit und Alter leben lernen, Wiedereingliederung zu Hause oder in Einrichtungen der Altenhilfe	Training z. Ausgleich von Einbußen lebenspraktischer Fertigkeiten, Orientierungs- und Gedächtnistraining, Soziotherapie), Psychotherapie

Erläuterungen

In den Behandlungsbereich G3 sind gerontopsychiatrischen Patienten einzugruppieren, deren Vorbereitung auf die Heimfähigkeit bzw. auf die häusliche/ambulante Versorgung im Vordergrund der stationären Krankenhausbehandlung steht. Hier sollte nachvollziehbar.

Beispiel

Patientin, Alter 83 Jahre, mit einer rezidivierenden depressiven Störung wird aktuell wegen eines depressiven Syndroms stationär aufgenommen. Vor der Aufnahme lebte sie in einem Pflegeheim. Die Rückkehr in das Pflegeheim wird von der Patientin nicht mehr gewünscht, da sie wieder alleine leben möchte, was jedoch nicht mehr möglich ist. Die Klinik plant einen Heimwechsel. Zur Motivierung wird sie mehrfach im neuen Pflegeheim vorgestellt werden. Es erfolgt Probewohnen.

Hinweise

Diese Einstufung wird bisher kaum verwendet, obwohl die Vorbereitungsphase regelhaft in der Gerontopsychiatrie notwendig ist.

G4 Langdauernde Behandlung Schwer- und Mehrfachkranker

Kranke	Behandlungsziele	Behandlungsmittel
Psychisch Kranke im höheren Lebensalter mit anhaltenden akuten Symptomen und erheblichen psychischen, somatischen und sozialen Einbußen	Bessern und Lindern, Verhüten von Verschlimmerung, Stabilisierung als Voraussetzung für weitere therapeutische Maßnahmen oder Entlassung in häusliche oder Heimpflege	Medizinische Grundversorgung mit kontinuierlich hohem ärztlichen und pflegerischen Aufwand, gegebenenfalls ergänzt durch Einbeziehung weiterer gebietsärztlicher Leistungen, Gestaltung des therapeutischen Milieus

Erläuterungen

Diesem Behandlungsbereich sind die Patienten zuzuordnen, bei denen die Krankenhausbehandlung neben der schweren psychischen Erkrankung durch die Mehrfacherkrankung im Sinne mindestens einer psychischen oder einer relevanten somatischen Begleiterkrankung mitbegründet ist.
Diese Kranken haben einen anhaltenden akuten Krankheitsverlauf. Hoher pflegerischer und therapeutischer Aufwand können beispielsweise erforderlich werden, wenn neben einer Depression eine beginnende Demenz erschwerend hinzukommt oder wenn neben der psychischen Erkrankung relevante somatische Erkrankungen (Diabetes mellitus, Herzinsuffizienz, M. Parkinson) vorliegen.
Patienten im Behandlungsbereich G4 können in der Regel nicht selbständig zu ihren therapeutischen Aktivitäten oder zu ihren diagnostischen Maßnahmen außerhalb der Station gehen und bedürfen daher der Begleitung durch Pflegekräfte.
In der Regel besteht Hilfebedarf im Bereich der Aktivitäten des täglichen Lebens (ATL).

Beispiel 1

Patientin, Alter 73 Jahre, es besteht seit Jahren eine rezidivierende depressive Störung. Aus somatischer Sicht liegt ein insulinpflichtiger Diabetes mellitus Typ II und eine mittlerweile gut kompensierte Herzinsuffizienz vor. Der Diabetes mellitus weist ständig wechselnde Blutzuckerwerte auf, da die Patientin nur unregelmäßig isst. Aufgrund der erheblichen kognitiven Defizite sowie des schweren depressiven Syndroms benötigt die Patientin pflegerische Hilfe bei der Ernährung und Körperpflege.

Beispiel 2

Patient, Alter 55 Jahre, mit seit Jahren bekannter Chorea Huntington, ist dement, schwer hirnorganisch geschädigt und wesensverändert. Er hat einen erheblichen therapeutischen und pflegerischen Aufwand und ist anhaltend beaufsichtigungspflichtig. Er benötigt regelmäßige strukturierende Begleitung, um zu verhindern, dass nicht tragbare Verhaltensweisen, wie z. B. auf den Flur urinieren oder sich in fremde Betten zu legen, auftreten. Eine Fixierung oder 1:1-Betreuung ist nicht notwendig.

Hinweise

Diese Einstufung bildet die häufigen Komorbiditäten in der Gerontopsychiatrie ab, welche den diagnostischen und therapeutischen Ressourcenaufwand wesentlich erhöhen.

G5 Psychotherapie

Kranke	Behandlungsziele	Behandlungsmittel
Kranke im höheren Lebensalter mit schweren Neurosen oder Persönlichkeitsstörungen, die stationär psychotherapeutisch behandelt werden müssen	Erkennen von Krankheit, Krisenbewältigung, Befähigung zur ambulanten psychotherapeutischen Behandlung	Komplexe psychotherapeutische Behandlung

Erläuterungen

Hierbei handelt es sich um eine typische stationäre psychotherapeutische Behandlung bei Patienten des höheren Alters, wobei zumeist altersspezifische Themen (Partnerverlust. Rollenverlust des alternden Menschen, Vereinsamung, Krankheitsbewältigung etc.) im Vordergrund stehen. Die psychotherapeutische Behandlungseinheit muss an die Belastbarkeit des älteren Menschen angepasst werden. Auf beginnende kognitive Einschränkungen wird eingegangen. Es steht die psychotherapeutische Behandlung im Vordergrund. Ergänzend können eine Psychopharmakotherapie sowie Maßnahmen zur Verbesserung des sozialen Lebenskontextes durchgeführt werden.

Beispiel

Patient, Alter 70 Jahre, mit einer initial schweren depressiven Episode nach ausbehandelter Karzinom-Erkrankung und leichten Merkfähigkeitsstörungen, wird überwiegend psychotherapeutisch behandelt. Zusätzlich benötigt er aufgrund einer allgemeinen körperlichen Schwäche pflegerische Unterstützung bei der Körperpflege (Hilfe beim Anziehen von Strümpfen und Schuhen).

Hinweise

Keine

G6 Tagesklinische Behandlung

Kranke	Behandlungsziele	Behandlungsmittel
Psychisch Kranke im höheren Lebensalter, nicht oder nicht mehr vollstationär behandlungsbedürftig	Erkennen von Krankheit, Bessern, psychische, somatische und soziale Stabilisierung, Krisenbewältigung, Wiedereingliederung, Vermeidung oder Verkürzung vollstationärer Behandlung	Psychiatrische, neurologische und allgemeinmedizinische Diagnostik und Therapie einschließlich Pharmakotherapie. Training zum Ausgleich von Einbußen lebenspraktischer Fertigkeiten, Orientierungs- und Gedächtnistraining, Soziotherapie, Psychotherapie

Erläuterungen

Tagesklinische Behandlung ist in einer Tagesklinik oder integriert auf einer Station möglich. Voraussetzungen für eine tagesklinische Behandlung, entweder bei Direktaufnahme aus dem ambulanten Bereich oder im Anschluss an die vollstationäre Behandlung, sind eine ausreichende Absprachefähigkeit des Patienten, ausreichende körperliche Belastbarkeit/Mobilität und ausreichende Betreuungsmöglichkeiten abends, nachts und an den Wochenenden und die Fähigkeit den täglichen Weg in die Tagesklinik bewältigen zu können. Direktaufnahmen in die Tagesklinik aus dem ambulanten Bereich begründen in der Regel einen höheren diagnostischen und therapeutischen Aufwand.

Beispiel

Patientin, Alter 75 Jahre, mit einer generalisierten Angsterkrankung sowie Koronaren Herzkrankheit und Herzinsuffizienz wird nach vollstationärer Behandlung integriert tagesklinisch multiprofessionell weiterbehandelt. Die Patientin erhält neben der Behandlung mit Psychopharmaka ein eingehendes Expositionstraining sowie psychotherapeutische Einzel- und Gruppentherapie. Sie lebt im betreuten Wohnen und nutzt den Fahrdienst.

Hinweise

Keine

4. Kinder- und Jugendpsychiatrie
KJ1 Kinderpsychiatrische Regel- und Intensivbehandlung (bis 14. Lebensjahr)

Kranke	Behandlungsziele	Behandlungsmittel
Vorschul- und Schulkinder mit akuten psychischen, psychosomatischen und/oder neuropsychiatrischen Erkrankungen, mit u. a. selbst- und fremd gefährdendem Verhalten, schweren Verhaltensstörungen, Teilleistungsstörungen sowie Entwicklungsstörungen, der kognitiven, emotionalen, psychosozialen Kompetenz	Psychosoziale Integration in Familie, Heim, Kindergarten, Schule u. a.; Ausgleich von Entwicklungs- und Funktionsdefiziten, Befähigung zur ambulanten Behandlung	Diagnostik und medizinische Grundversorgung, heilpädagogische Behandlung, Elternberatung, Familientherapie, Einzel- und Gruppenpsychotherapie, funktionelle Therapien, und Entwicklungstherapie

Erläuterungen

In den Behandlungsbereich KJ1 sind stationär behandelte Kinder bis unter 14 Jahren einzugruppieren, sofern nicht rehabilitative Behandlungsziele und -mittel (KJ4), eine langdauernde Behandlung bei komplexer Symptomatik (KJ5) oder eine Eltern-Kind-Behandlung (KJ6) zutreffen.

Patienten des Behandlungsbereiches KJ1 benötigen

allein schon wegen ihres Alters eine intensive Betreuung und Behandlung, so dass eine Differenzierung zwischen kinderpsychiatrischer Regel- und Intensivbehandlung nicht vorgenommen worden ist. Es erfolgen entwicklungsniveau-adäquate Anleitung und Behandlung.

Beispiel

Patientin, Alter zehn Jahre, kommt zur diagnostischen Abklärung, weil sie sich in Anforderungssituationen zunehmend passiv vermeidend verhält, kein altersentsprechendes Verhalten zeigt und die an sie gestellten Erwartungen nicht erfüllt. In der Schule ist sie versetzungsgefährdet. In der Freizeit wirkt sie lustlos, zieht sich in ihr Zimmer zurück.

Innerhalb der letzten drei Monate vor Aufnahme ist ein Gewichtsverlust von drei kg zu verzeichnen. Somit sind mehrere Lebensbereiche durch die Symptomatik stark beeinträchtigt.

Das Kind lebt seit seinem 4. Lebensjahr in einer Adoptivfamilie. Über die leiblichen Eltern ist eine Alkoholproblematik bekannt. Die engagierten Adoptiveltern erleben die Defizite des Kindes als persönliches Versagen. Das Kind gerät zunehmend unter Druck. Krisenhafte familiäre Zuspitzungen resultieren. Damit besteht eine Belastung durch mehrere abnorme psychosoziale Umstände. Im Stationsalltag benötigt die Patientin in einigen Alltagsbereichen Fremdmotivation, Fremdstrukturierung und Anleitung. Sie sucht die ständige Nähe zu Erwachsenen. Aktivitäten in der Gruppe gleichaltriger Patienten meidet sie; sie nimmt zunehmend eine Außenseiterrolle ein.

Hinweise

Außer in Spezialeinrichtungen oder im Eltern-Kind-Setting bestimmt hier nach wie vor ganz überwiegend die Alterszugehörigkeit die Psych-PV-Eingruppierung.

KJ2 Jugendpsychiatrische Regelbehandlung

Kranke	Behandlungsziele	Behandlungsmittel
Jugendliche und Heranwachsende mit akuten psychischen, psychosomatischen und/oder neuropsychiatrischen Erkrankungen, mit u. a. schweren Verhaltensstörungen und Entwicklungsstörungen der kognitiven, emotionalen, psychosozialen Kompetenz	Psychosoziale Integration; Bewältigung der gestörten alterstypischen Ablösungs- und Verselbständigungsprozesse; Befähigung zur ambulanten Behandlung	Diagnostik und medizinische Grundversorgung; Milieutherapie; Elternberatung; Familientherapie; Einzel- und Gruppenpsychotherapie; Beschäftigungstherapie; Arbeitstherapie

Erläuterungen

In dem Behandlungsbereich sind Jugendliche ab 14 Jahren bis 18 Jahren, bei deutlichen Entwicklungsdefiziten (Entwicklungsalter < Lebensalter) auch bis 21 Jahren, einzugruppieren, sofern nicht Intensivbehandlung (KJ3), rehabilitative Behandlungsziele und -mittel (KJ4) oder eine langdauernde Behandlung bei komplexer Symptomatik (KJ5) zutreffen.
In der Regel planbare Behandlung aller psychischen Störungsbilder; auch Krisenintervention ohne Vorliegen manifester Selbst- oder Fremdgefährdung sind hier einzugruppieren.

Beispiel

Patientin, Alter 14 Jahre, Schülerin an einer Schule für Lernbehinderte, wird stationär aufgenommen, nachdem die Situation zu Hause eskaliert war. Die Patientin war wiederholt der Schule und von zu Hause ferngeblieben, hat Ladendiebstähle begangen und zusammen mit Gleichaltrigen Alkoholmissbrauch praktiziert. Die Patientin zeigt ein stark oppositionelles Verhalten, erkennt soziale Regeln nicht an und verweigert sich bei Anforderungen. Ihrer Körperhygiene kommt sie nur mäßig nach. Eltern und Lehrer fühlen sich überfordert, eine Heimunterbringung ist in Diskussion. Die Patientin wohnt mit ihrer Mutter in der Wohngemeinschaft des drogenabhängigen Vaters. Es besteht der Verdacht einer beginnenden dissozialen Persönlichkeitsentwicklung.

Hinweise

Keine

KJ3 Jugendpsychiatrische Intensivbehandlung

Kranke	Behandlungsziele	Behandlungsmittel
Psychisch kranke Jugendliche und psychosozial retardierte Heranwachsende, manifest selbstgefährdet, vitalgefährdet, fremdgefährdend, hochgradig erregt	Krisenbewältigung; Befähigung zur jugendpsychiatrischen Regelbehandlung (KJ 2) oder zur ambulanten Behandlung	Diagnostik und medizinische Grundversorgung; eng strukturierte Betreuung (evtl. freiheitsentziehende Maßnahmen); Krisenbewältigung; Elternberatung; Familientherapie; Pharmakotherapie; Einzeltherapie; überwiegend stationsgebundene Therapieangebote

Erläuterungen

In diesen Behandlungsbereich sind Kinder und Jugendliche bis 18 Jahren, bei deutlichen Entwicklungsdefiziten (Entwicklungsalter < Lebensalter) auch bis 21 Jahren einzugruppieren. Intensivbehandlung nach Behandlungsbereich KJ3 ist bei Jugendlichen und psychosozial retardierten Heranwachsenden erforderlich, wenn sie beispielsweise „manifest selbstgefährdet" sind. Das bedeutet: Die Patienten sind nicht absprachefähig oder ihr Verhalten ist nicht vorhersehbar; sie sind krankheitsbedingt nicht in der Lage auch nur für kurze Zeit für sich Verantwortung zu übernehmen, so dass sie eine intensive Betreuung benötigen. Die Patienten vom Behandlungsbereich KJ3 sind so schwer krank, dass sie in der Regel nur einzelfallbezogen behandelt werden können. Auch bei somatischer Vitalgefährdung (z. B. Herzrhythmusstörungen oder Elektrolytentgleisungen durch unzureichende Nahrungsaufnahme bei Anorexia nervosa) ist der diagnostische und therapeutische Aufwand sehr hoch. Patienten des Behandlungsbereichs KJ3, die ihrer Behandlung nicht zustimmen, müssen zumeist vormundschaftsgerichtlich oder nach den Unterbringungsgesetzen der Bundesländer untergebracht werden. Die Intensität der Behandlung muss aus der Dokumentation ersichtlich sein. Die Behandlung im Behandlungsbereich KJ3 ist in der Regel eine Durchgangsphase, meist in Richtung auf Behandlungsbereich KJ2. Sie kann aber auch als Kriseninterventionsphase von jeder anderen Ebene oder aus dem außerstationären Bereich heraus notwendig werden. Die Jugendlichen bedürfen in ihrer akuten Krisensituation mehrmals täglich ärztlicher Interventionen und einer intensiven Betreuung/Überwachung durch den Pflege-/Erziehungsdienst (störungsspezifische Einzelbetreuung oder in der Kleinstgruppe, bis zu 3 Patienten). Auch die Akutphase der Behandlung jugendlicher Suchtpatienten ist hier einzugruppieren.

Beispiel 1

Patient, Alter 16 Jahre, wird stationär aufgenommen, nachdem er sich neben dem Lernen für Klassenarbeiten und Prüfungen zum Schuljahresende, auch zeitintensiv für ein schulisches Projekt engagiert hatte und, nun trotz Schulferien und trotz Beendigung des Projektes, eine planlose Umtriebigkeit zeigt, ständig nach Beschäftigung sucht, kaum schläft, in gehobener Stimmung einen Wechsel an eine amerikanische Eliteuniversität plant, trotz nur mäßiger Schulleistungen und ohne Abitur. Unaufhörlich redet er darüber, dass er das Geheimnis des Fliegens gelöst habe und es in Kürze selbst vom Dach eines Hochhauses austesten werde. Aus diesem Grund habe er auch nicht die Absicht, auf Station zu bleiben. Spricht man ihn auf den Realitätsgehalt seiner Ideen an, kann die Stimmung auch in eine aggressive Gereiztheit umschlagen. Alkohol- und Drogenanamnese sind, ebenso wie das Screening auf Drogen, negativ.

Beispiel 2

Jugendliche, Alter 14 Jahre, mit seit drei Jahren bestehender Magersucht, ausgeprägter Gewichtsphobie, fast kompletter Nahrungsverweigerung bis auf einige wenige Nahrungsmittel und völlig fehlender Krankheitseinsicht, multiplen und stark ausgeprägten Strategien der Gewichtsreduktion; BMI 12 kg/m^2. Dieses ist der vierte vollstationäre Aufenthalt der Patientin, die zwischen Pädiatrie und KJPP pendelt. Die Eltern haben der Tochter über den größten Teil des Krankheitsverlaufs nachgegeben und stationäre Behandlungen immer wieder beendet. Die vital gefährdete, stets hypotone und bradykarde Jugendliche bedarf einer regelmäßigen Vitalzeichenkontrolle. Die Überwachung der Nahrungsaufnahme sowie der zunehmend notwendigen Sondierung nimmt jeden Tag zeitintensive Betreuung durch das Pflegepersonal in Anspruch. Ausgang ins Freie kann nur in enger Begleitung erfolgen, da sie sonst in einen starken Bewegungsdrang verfällt. Kreative Angebote kann sie kaum ausfüllen oder umsetzen, Musiktherapie wird verweigert.

Hinweise

Neu aufgenommen wurde die Akutbehandlung von Suchtpatienten.

Der Begriff „vormundschaftsgerichtlich untergebracht" ist ein redaktioneller Fehler, es muss „auf Antrag der Eltern familiengerichtlich untergebracht" heißen (Rechtsgrundlage § 1631b BGB und § 151 i. V. mit § 167 FamFG).

KJ4 Rehabilitative Behandlung

Kranke	Behandlungsziele	Behandlungsmittel
Längerfristig psychisch kranke Kinder, Jugendliche, Heranwachsende mit Krankheitsbedingten komplexen kognitiven, emotionalen und psychosozialen Defiziten	Entlassung in Familie, Wohngemeinschaft, Heim o. ä.; schulische oder berufliche Eingliederung	Medizinische Grundversorgung Milieutherapie; Rehabilitationsprogramm mit speziellen Trainingsmaßnahmen; Arbeitstherapie, Planung und Durchführung von Maßnahmen zur Eingliederung; Beratung von Bezugspersonen; Familientherapie; Einzelpsychotherapie (evtl. nur phasenweise)

Erläuterungen

In diesen Behandlungsbereich sind Kinder und Jugendliche bis 18 Jahren, bei deutlichen Entwicklungsdefiziten (Entwicklungsalter < Lebensalter) auch bis 21 Jahren einzugruppieren, deren Erkrankung bereits zu erheblichen Behinderungen geführt hat. Die Fähigkeiten in den Zielbereichen Wohnen, Arbeit/Schule und Freizeit sowie die Gestaltung der sozialen Kontakte stehen im Zentrum der Behandlung. Ziele der Behandlung sind die Besserung konkreter Fähigkeitsstörungen und die Entwicklung konkreter Fertigkeiten. Praktische Aktivitäten (Ergo-/Arbeitstherapie) überwiegen im individuellen Behandlungsplan zur Besserung von Symptomen oder zum Ausgleich von Defiziten. Gruppentherapie und gruppenbezogene Behandlung stehen hierbei im Vordergrund. Eine Überleitung in andere Versorgungsangebote ist aus störungsbedingten Gründen noch nicht möglich.

Beispiel

Patientin, Alter 16 Jahre, mit bereits mehrmonatiger stationärer Behandlung bei einer schweren, depressiven Störung auf dem Hintergrund eines chronischen Familienkonflikts mit ständigen Entwertungen und einer deutlich erschwerten pubertären Autonomieentwicklung, Z. n. Schulabbruch der Realschule durch die überdurchschnittlich begabte Schülerin. Der Versuch einer Entlassung in einen rehabilitativen Kontext war von einer neuen depressiven Krise gefolgt, die Wiederaufnahme nach neuerlicher Suizidalität war unumgänglich; seither hat sich die Patientin durch intensive Einzelpsychotherapie, Ergotherapie, Körper- und Kreativtherapien gut stabilisiert und an Autonomie gewonnen. Die Perspektive einer schützenden Wohneinrichtung der Jugendhilfe mit Ausbildungsmöglichkeit wurde bereits mit der Familie erarbeitet und ein Platz gefunden. Die Aufnahme dort war von einer erneuten depressiven Krise trotz suffizienter Medikation gefolgt, so dass sich die Wohngruppe überfordert sah. Es erfolgte Rückübernahme in die Klinik, um in der jetzigen Behandlungsphase bei deutlich reduzierter Therapiefrequenz, aber im noch notwendigen schützenden Rahmen der Station mit regelmäßigen pädagogisch-pflegerischen Stabilisierungsgesprächen die autonome Lebensgestaltung einzuüben.

Hinweise

Diese Einstufung wird angesichts der seit Entwicklung der Psych-PV stark verkürzten Verweildauern nur noch selten erfüllt.

KJ5 Langdauernde Behandlung Schwer- und Mehrfachkranker

Kranke	Behandlungsziele	Behandlungsmittel
Langfristig schwer psychisch kranke und mehrfach behinderte Kinder, Jugendliche und Heranwachsende, selbstgefährdet, fremdgefährdend, erregt, desorientiert	Verhaltenskorrektur und Vermittlung grundlegender lebenspraktischer und sozialer Fertigkeiten als Voraussetzung für weitere therapeutische Maßnahmen (evtl. Aufgabenbereich KJ4)	Medizinische Grundversorgung; eng strukturierte Betreuung (evtl. freiheitsentziehende Maßnahmen); Verlaufsdiagnostik; Heilpädagogische Gruppenbehandlung; Elternberatung; Familientherapie; funktionelle Therapie

Erläuterungen

In diesen Behandlungsbereich sind Kinder und Jugendliche bis 18 Jahren, bei deutlichen Entwicklungsdefiziten (Entwicklungsalter < Lebensalter) auch bis 21 Jahren einzugruppieren, die eine anhaltend akute psychische Erkrankung und häufig eine Mehrfachbehinderung (geistige und körperliche Behinderung) aufweisen. Diese Patienten können in der Regel nicht selbständig zu therapeutischen Aktivitäten oder diagnostischen Maßnahmen außerhalb der Station gehen. Sie benötigen eine hohe Pflege- und Betreuungsintensität. Therapie ist überwiegend nur im Einzelkontakt oder in Kleinstgruppen möglich. Die pflegerischen, betreuerischen und heilpädagogischen Maßnahmen werden ergänzt durch adjuvante Therapieformen (z. B. wahrnehmungs- und bewegungsaktivierende Maßnahmen und krankengymnastische Behandlungen). Um an den therapeutischen Interventionen teilnehmen zu können, benötigen die Patienten ein hohes Maß an Fremdstrukturierung und Fremdmotivation.

Beispiel

Patient, Alter 12 Jahre, mit frühkindlichem Autismus und mittelgradiger Intelligenzminderung, einem Sprachniveau auf der Ebene von Drei-Wort-Sätzen, fortbestehender Enuresis und behandlungsbedürftiger Epilepsie. Er kann sich für ca. zehn Minuten einer Beschäftigung widmen, zeigt gelegentlich aggressive Durchbrüche vor allem in unberechenbaren neuen Situationen; er muss dann in einen reizarmen Raum verbracht werden. Der Besuch der Geistigbehinderten-Schule wird nun in der beginnenden Pubertät dadurch erschwert, dass er unter Reizüberflutung Mitschüler angreift, Rollstühle umwirft etc. Eine Betreuung im Elternhaus ist nach dem unerwarteten Tod der bislang verwöhnenden und nachgiebigen Mutter nicht mehr möglich. Eine psychotherapeutische Unterstützung der Trauer kann nur punktuell erfolgen. Derzeit stehen die Behandlung und das Auffangen häufiger raptusähnlicher Zustände mit Schreien im Vordergrund. Medikamentöse Einstellungsversuche benötigen lange Zeiträume. Die Überleitung in eine Behinderteneinrichtung kann erfolgen, sobald er auf der Langzeitbehandlungsstation der Klinik ausreichend führbar erscheint und hinreichend Erfahrungen mit Sicherheit gebenden und begrenzenden Ritualen gesammelt worden sind.

Hinweise

Die Abgrenzung zur Intensivbehandlung ist bei dieser Patientengruppe nicht immer scharf zu treffen; unabhängig davon dass hier eine Eingruppierung für Patienten mit hohem Betreuungsaufwand auch bei unter 14-Jährigen möglich ist, sind für diese Psych-PV-Kategorie eher die Kombination aus Betreuungsaufwand und den Patientenmerkmalen ausschlaggebend. Die Patientenmerkmale unterscheiden sich deutlich von den Merkmalen für die Intensivbehandlung, auch bei dieser Patientengruppe können allerdings die Merkmale der familiengerichtlichen Genehmigung von Zwangsmaßnahmen und (ggfs. zeitweise) geschlossener Führung vorliegen. Anders als bei der Intensivbehandlung handelt es sich in aller Regel um langfristig angelegte Behandlungen.

KJ6 Eltern-Kind-Behandlung (gemeinsame Aufnahme von Kind und Bezugspersonen)

Kranke	Behandlungsziele	Behandlungsmittel
Kinder mit psychischen, psychosomatischen und neuropsychiatrischen Erkrankungen, Kommunikations- und Interaktionsstörungen, selbstverletzendem Verhalten	Stärkung der elterlichen Erziehungs- und Betreuungskompetenz auf der Basis der Entwicklungsdiagnostik; Einleitung ambulanter Behandlung	Diagnostik und medizinische Grundversorgung; Frühtherapie; Elternberatung; Familientherapie; spezielle Therapieprogramme für Kind und Eltern (Erzieher) als kurzfristige Intensivmaßnahme

Erläuterungen

In diesen Behandlungsbereich sind psychisch kranke Kinder (auch psychisch kranke Jugendliche bei Vorliegen tiefgreifender Entwicklungsstörungen, wie z. B. Autismus, oder mittelgradiger bis schwerer Intelligenzminderung) einzugruppieren, bei denen die Mitaufnahme der Bezugsperson therapeutisch erforderlich ist, weil die Interaktion zwischen Kind und Bezugsperson ein zentraler Fokus der Behandlung ist. Überwiegender Bestandteil der Eltern-Kind-Behandlung ist die gemeinsame Therapie des Kindes und der Bezugsperson(en) sowie die Anleitung/Beratung/Psychoedukation der in der Regel hoch belasteten Bezugsperson(en). Eine Eltern-Kind-Behandlung hilft Familien, mit der psychischen Erkrankung, den Verhaltensauffälligkeiten bzw. mit der Behinderung ihres Kindes einen angemessenen Umgang zu finden.

Beispiel

Patient, Alter sieben Jahre, hat bisher keinen Kindergarten besucht und fiel bei der Einschulungsuntersuchung dadurch auf, dass er sich überwiegend krabbelnd fortbewegt, andererseits sehr bedürfnisorientiert ist und die Mutter schlägt. Die Mutter scheint das Kind vor der Umwelt beschützen zu wollen, kann ihm keine Grenzen setzen und gibt wenig Entwicklungsanreize. Mutter und Kind werden aufgenommen, um eine Entwicklungsdiagnostik beim Kind vorzunehmen und die Ressourcen der Mutter einzuschätzen. Vater und Großmutter sollen dabei einbezogen werden.

Hinweise

Für die Eingruppierung in diese Kategorie ist zwingend die gemeinsame Aufnahme erforderlich.

KJ7 Tagesklinische Behandlung

Kranke	Behandlungsziele	Behandlungsmittel
Kinder und Jugendliche mit psychischen, psychosomatischen und neuropsychiatrischen Erkrankungen, die keiner vollstationären Behandlung bedürfen	Wahrung der Integration in Familie oder Heim; Verbesserung der psychosozialen Kompetenz; Befähigung zu Schulbesuch bzw. Fortsetzung der beruflichen Ausbildung	Diagnostik und medizinische Grundversorgung; heilpädagogische Behandlung; Elternberatung; Familientherapie; Einzel und Gruppenpsychotherapie; funktionelle Therapien; Entwicklungstherapie

Erläuterungen

In diesen Behandlungsbereich sind Kinder und Jugendliche bis 18 Jahren, bei deutlichen Entwicklungsdefiziten (Entwicklungsalter < Lebensalter) auch bis 21 Jahren einzugruppieren. Voraussetzungen für teilstationäre, im Folgenden „tagesklinische" Behandlung genannt, sind:

- Fähigkeit des Kindes oder Jugendlichen zur Mitwirkung in der Behandlung.
- ein ausreichend belastbares soziales Umfeld.
- die vorhandene Bereitschaft und Fähigkeit der Erziehungsberechtigten zur aktiven Mitwirkung bei der Behandlung.
- ausreichende Betreuungsmöglichkeiten abends, nachts und an den Wochenenden.

Tagesklinische Behandlung kann integriert im vollstationären Bereich oder in einer Tagesklinik erfolgen. Tagesklinische Behandlung ermöglicht einen schnellen Transfer von Therapieerfolgen ins psychosoziale Umfeld, vor allem durch den engen Kontakt und regelmäßigen Austausch zwischen Therapeuten und Bezugspersonen.

Beispiel

Patientin, Alter zwölf Jahre, hat bereits seit drei Monaten die Schule nicht mehr besucht. Das auslösende Ereignis sei die kritische Äußerung einer Lehrerin zu einem sorgsam vorbereiteten Vortrag gewesen, von der Patientin „mehr erwartet" zu haben. Die Patientin sei vor Scham errötet und habe am ganzen Körper gezittert. Seither verspüre sie ein wachsendes Unbehagen bereits bei dem Gedanken, in die Schule zu müssen, erwarte schon im Vorhinein Kritik an ihrem Handeln und erröte leicht. Sie habe das Gefühl, alle in der Klasse würden sie prüfend betrachten, was wiederum Schamesröte hervorrufe und sie zittern lasse. Seit einer morgendlichen Panikattacke mit Kreislaufsensationen und Übelkeit verweigert sie endgültig den Schulbesuch. Ein durch die besorgten Eltern initiierter Schulwechsel auf die Nachbarschule habe nicht den erhofften Erfolg gebracht. Das teilstationäre Setting wird gewählt, um die gefürchtete Trennung der Patientin von den Eltern auf ein Minimum zu reduzieren. Im Rahmen einer kognitiv-verhaltensorientierten Therapie wird das tagesklinische Setting einschließlich der Klinikschule im Sinne einer Exposition genutzt, um eine systematische Desensibilisierung und Reaktionsverhinderung durchzuführen. Des Weiteren sollen verfestigte, störungsunterstützende Faktoren im Familiensystem verändert werden.

Hinweise

Keine

3 Die Deutschen Kodierrichtlinien

Die Deutschen Kodierrichtlinien für die Psychiatrie und Psychosomatik (DKR-Psych)[1] sind ab dem 1.7.2010 verpflichtend anzuwenden. Beim Lesen der Richtlinien könnte man auf den ersten Blick den Eindruck gewinnen, dass doch alle bisherigen Diagnosegewohnheiten beibehalten werden können, somit keine besonderen Anpassungen bei der Vergabe von Diagnosen notwendig sind. Dies ist nur bedingt richtig. Einige Regeln der Deutschen Kodierrichtlinien können dazu führen, dass bei einzelnen Patienten sich die Kodierungen ändern. So könnten u. a. folgende Änderungen auftreten:

- Die Haupt- und Nebendiagnosen können sich verkehren.
- Bisher aufgeführte Nebendiagnosen dürfen nicht mehr vergeben und an die Krankenkassen übermittelt werden.
- Komorbide somatische Diagnosen gewinnen erheblich an Bedeutung und müssen kodiert werden.

Die folgenden Kapitel stellen die wichtigsten Regeln der neuen Kodierrichtlinien dar. Im anschließenden Kapitel soll versucht werden, eine Auswahl besonders häufiger somatischer komorbider Diagnosen aufzuführen. Ob diese somatischen Diagnosen tatsächlich später dazu beitragen, divergierende Erlöse zu generieren, wird erst der Kalkulationsprozess ergeben. Die getroffene Auswahl kann nur vorläufig sein und wird sich den jährlichen Erkenntnissen anpassen müssen.

Die Kodierung von Hauptdiagnosen

Die Deutschen Kodierrichtlinien für Psychiatrie und Psychosomatik regeln, wie in deutschen Kliniken Diagnosen und OPS-Kodes zu verschlüsseln sind. In den allgemeinen Kodierrichtlinien für Krankheiten und Prozeduren werden Begriffe wie Haupt- und Nebendiagnose definiert und Hinweise zur Verschlüsselung von Prozeduren gegeben. Für den Fall, dass zwischen den Hinwei-

1 Deutsche Kodierrichtlinien für die Psychiatrie/Psychosomatik (DKR-Psych), 2013.

sen zur Benutzung der ICD-10-GM[2] bzw. des OPS-Kodes und den Kodierrichtlinien Widersprüche bestehen, haben die Kodierrichtlinien Vorrang.

Die Hauptdiagnose ist definiert als:

Zitat: *„Die Diagnose, die nach Analyse als diejenige festgestellt wurde, die hauptsächlich für die Veranlassung des stationären Krankenhausaufenthaltes des Patienten verantwortlich ist."*

Beispiel aus den Deutschen Kodierrichtlinien

33-jähriger Patient mit massivem Verfolgungserleben und imperativen Phonemen. Es handelt sich um die dritte stationäre Aufnahme. Das Erleben besteht seit drei Monaten, nachdem er zwei Monate zuvor seine neuroleptische Medikation abgesetzt hat

Hauptdiagnose	Paranoide Schizophrenie
Nebendiagnose	Keine

Der Begriff „nach Analyse" bezeichnet die Evaluation der Befunde am Ende des stationären Aufenthaltes. Veranlassung ist **nicht** mit dem Aufnahmegrund gleichzusetzen. Der Begriff der Veranlassung bezieht sich auf die Diagnose, welche hauptsächlich den stationären Aufenthalt erklärt. Die nach Analyse festgestellte Hauptdiagnose muss damit nicht der Aufnahmediagnose oder Einweisungsdiagnose entsprechen. So könnte ein Patient mit einer Alkoholintoxikation notfallmäßig stationär aufgenommen worden sein, sich nach Detoxikation die ärztliche Indikation für eine qualifizierte Entzugsbehandlung gestellt werden, die zu einem weiteren 14-tägigen Aufenthalt führt. Damit wäre die Entzugsbehandlung bei Alkoholabhängigkeit die Hauptdiagnose.

Dieser zentrale Sachverhalt wird innerhalb der Deutschen Kodierrichtlinien anhand von Beispielen erläutert.

2 Internationale statistische Klassifikation der Krankheiten und verwandter Gesundheitsprobleme, 10. Revision, German Modification (ICD-10-GM), 2013.

Beispiel aus den Deutschen Kodierrichtlinien

Ein Patient wird mit einer akuten Alkoholintoxikation aufgenommen. Nach Detoxikation stellt sich heraus, dass der Alkoholmissbrauch aufgrund exazerbierter Wahnvorstellungen bei bekannter paranoider Schizophrenie ausgelöst wurde, die behandelt wird.

Hauptdiagnose	Paranoide Schizophrenie
Nebendiagnose	Akute Alkoholintoxikation
	Alkoholmissbrauch

Wer hat die Verantwortung für die Vergabe von Diagnosen?
Die Verantwortung liegt eindeutig bei der ärztlichen Berufsgruppe. Dies bedeutet aber nicht, dass Teilaufgaben bei der Ermittlung der Diagnosen an andere Berufsgruppen delegiert werden dürfen. Auch die Verantwortung, dass die Diagnosen, die erhobenen Befunde und die Dokumentation konsistent zueinander sind, liegt in der ärztlichen Verantwortung.

In der Somatik haben sich viele Krankenhäuser entschieden, die Ärzte durch Kodierassistenten zu unterstützen.

Wie gehe ich mit historischen Diagnosen um?
Dazu ein Beispiel:

Beispiel

Eine 65-jährige Patientin mit längjähriger Panikstörung und Agoraphobie kommt zur stationären Aufnahme. Vom 58. bis zum 60. Lebensjahr fand eine ambulante Psychotherapie mit vollständiger Remission statt. Es besteht kein Benzodiazepinmissbrauch mehr. Vor sechs Monaten verstarb nach 30-jähriger Ehe ihr Ehemann. Danach entwickelte die Patientin eine depressive Symptomatik mit Schlafstörungen, Antriebslosigkeit und gedrückter Stimmung. Nachdem in den letzten Wochen Suizidgedanken hinzukamen, ohne dass sich die Panikstörung erneut exazerbierte, wurde sie von ihrem niedergelassenen Arzt zur stationären Behandlung eingewiesen.

HD: Anpassungsstörung i. S. einer prolongierten Trauerreaktion (F43.2)

Die Panikstörung und der Benzodiazepinmissbrauch dürfen nicht kodiert werden, da es sich um historische Diagnosen handelt.

Haben Zusatzkennzeichen in der stationären Kodierung eine Bedeutung?
Dies kann mit einem eindeutigen Nein beantwortet werden. In der ambulanten Versorgung (§ 295 SGB V) sind die Zusatzkennzeichen (z. B. V = Verdachtsdiagnose) für die Diagnosensicherheit obligatorisch. In der stationären Versorgung (§ 301 SGB V) sind die Zusatzkennzeichen für die Diagnosensicherheit verboten, d. h. sie dürfen nicht verwendet werden. In der stationären Versorgung sind stattdessen die hierfür vorgesehenen Schlüsselnummern im Kap. XXI zu verwenden.

Was bedeutet das Kreuz-Stern-System in der ICD-10-GM?
Einige Diagnosen im ICD-10-GM sind mit einem Kreuz, andere mit einem Stern versehen. Stern-Schlüsselnummern dürfen nicht als alleinige Schlüsselnummern verwendet werden (z. B. F00.1 Alzheimer-Demenz). Es ist zumeist notwendig, die zugehörige Kreuznummer zu vergeben. Die ICD-10-GM geht davon aus, dass die alleinige Verschlüsselung von nur einem der beiden Angaben nicht hinreichend die klinische Konstellation beschreibt, die zu relevanten Aufwenden in der stationären und teilstationären Behandlung führen. Dies ist in der somatischen Medizin leichter nachvollziehbar. So beschreibt bei einem diabetischen Patienten mit Typ-1-Diabetes erst die Kombination von E10.30 „Primär insulinabhängiger Diabetes mellitus mit Augenkomplikationen, nicht als entgleist bezeichnet" und H36.0* „Diabetische Retinopathie" die vollständige für den Ressourcenverbrauch relevante Situation.

Beispiel aus den Deutschen Kodierrichtlinien

63-jähriger Patient mit einer Demenz bei Alzheimer-Krankheit

Hauptdiagnose	G30.0†	Alzheimer-Krankheit mit frühem Beginn
Nebendiagnose	F00.0*	Demenz bei Alzheimer-Krankheit mit frühem Beginn (Typ 2)

Können Symptome oder einzelne Befunde eine Hauptdiagnose sein?
Dies ist unter sehr engen Voraussetzungen möglich. Schlüsselnummern für Symptome, Befunde und ungenau bezeichnete Zustände aus Kapitel XVIII des ICD-10-GM „Symptome und abnorme klinische und Laborbefunde, die anderenorts nicht klassifiziert sind", sind nur dann als Hauptdiagnose zu verwenden, wenn keine die Symptomatik erklärende Diagnose ermittelt werden kann.

Was gilt es zu tun, wenn zwei Diagnosen die Kriterien einer Hauptdiagnose erfüllen?
In diesem Fall kann der Arzt entscheiden, welche Diagnose geeigneter erscheint. Dabei sollte aber besonders genau geprüft werden, ob tatsächlich zwei oder mehrere Diagnosen in Bezug zu Aufnahme, Untersuchungsbefunden und/oder der durchgeführten Therapie gleichermaßen die Kriterien für die Hauptdiagnose erfüllen. Sollte dies der Fall sein, wäre es dann auch erlaubt, sich am Ressourcenaufwand zu orientieren.

Wie gehe ich damit um, wenn zwei Aufenthalte mit unterschiedlichen Hauptdiagnosen zusammengeführt werden?
Wenn Patienten innerhalb von 14 (Achtung: bis 2017 galten hier noch 21 Tage) Tagen wiederaufgenommen werden, kommt es zur Fallzusammenführung. Bei abweichenden Hauptdiagnosen ist diejenige auszuwählen, die für den längeren Aufenthalt verantwortlich ist. Diese Aufgabe übernehmen zumeist die Krankenhausinformationssysteme. Da die IT-Firmen selber ein sehr enges Zeitfenster für das Programmieren der Änderungen für das Folgejahr haben, treten nicht selten Fehler bei den aktualisierten Sofwareversionen auf. Häufigere Plausibilisierungen der Datensätze, gerade zu Beginn des Jahres, haben sich als sehr sinnvoll erwiesen.

Wie gehe ich mit Verdachtsdiagnosen um?
Diese werden ohne den Hinweis Verdachtsdiagnose kodiert. Einzige Ausnahme: Wenn Patienten nach Hause entlassen werden. In diesem Fall sind die Symptome zu kodieren.

Wie gehe ich damit um, wenn ein Aufwand, der entsteht, nicht eindeutig einer Diagnose zuzuordnen ist?
Es gibt eine Fülle von Beispielen, bei denen ein Aufwand nicht eindeutig einer psychiatrischen Diagnose zuzuordnen ist. So könnten gleichzeitig eine depressive Episode und eine paranoide Schizophrenie bestehen. Beide werden ausführlich besprochen, die Psychoedukation berücksichtigt beide Diagnosen, die Medikamente müssen aufeinander abgestimmt werden. Oder es besteht ein Alkoholentzugsdelir und komorbide ein Kokainmissbrauch. Auch hier lässt sich der Aufwand innerhalb von Gesprächen nicht eindeutig einer Diagnose zuordnen. Gleichzeitig ist es sicherlich hilfreich, in dieser Konstellation nachweisen zu können, dass Drogenscreenings erfolgten.

Die Kodierrichtlinien führen dazu aus, dass es schon ausreiche, dass während des Aufenthaltes zusätzlich ein Alkoholmissbrauch diagnostiziert wurde, um diese zusätzliche Nebendiagnose zu stellen.

Außerdem findet sich in den Kodierrichtlinien der folgende Hinweis:

Zitat: *„Bei Patienten, bei denen einer dieser Faktoren (therapeutische Maßnahmen, diagnostische Maßnahmen, erhöhter Betreuungs-, Pflege- und/oder Überwachungsaufwand auf mehrere Diagnosen (entweder Hauptdiagnose oder Nebendiagnose(n) oder mehrere Nebendiagnosen) ausgerichtet ist, können alle betroffenen Diagnosen kodiert werden."*

Ist es bedeutsam, in welcher Reihenfolge die Nebendiagnosen kodiert werden?
In den Kodierrichtlinien gibt es hierzu keine Festlegungen. Mit anderen Worten: Jeder kann entscheiden, wie es in dem jeweiligen Haus gehandhabt wird. Damit kann weiterhin eine Sortierung nach der klinischen Bedeutsamkeit erfolgen.

4 Häufige psychiatrische Hauptdiagnosen und somatische Nebendiagnosen

4.1 Häufige psychiatrische Haupt- und Nebendiagnosen

Auch wenn alle psychiatrischen Diagnosen des Kapitels F des ICD-10-GM[1] zur Verfügung stehen, gibt es in den meisten Häusern doch eine Hitliste, aus der mehr als 80 % aller psychiatrischen Haupt- und Nebendiagnosen stammen. Die einzelnen Diagnosen haben erhebliche Auswirkungen auf die Erlöse im Rahmen des Entgeltsystems. Die Verteilung der häufigsten psychiatrischen Hauptdiagnosegruppen (und innerhalb dieser die Aufteilung in den drei häufigsten Diagnosegruppen F1, F2 und F3) zeigt die Aufstellung aus dem VIPP-Projekt (Versorgungsindikatoren in der Psychiatrie und Psychosomatik). Dieses kostenlose Projekt zeigt die Verteilung der Diagnosen (basierend auf mehr als 152.411 Fällen aus dem Jahr 2015). Die wichtigsten Angaben zu dem Projekt finden sich unter dem Link: https://www.dgppn.de/schwerpunkte/vipp.html

Aufstellung der sechs häufigsten Hauptdiagnosegruppen (Psychiatrie Erwachsene)

	Fallzahl	Anteil
HD_Gruppe	**152.411**	**100 %**
F30-F39 Affektive Störungen	47.337	31,06 %
F10-F19 Psychische und Verhaltensstörungen durch psychotrope Substanzen	44.993	29,52 %
F20-F29 Schizophrenie, shizotype und wahnhafte Störungen	22.987	15,08 %

1 Internationale statistische Klassifikation der Krankheiten und verwandter Gesundheitsprobleme, 10. Revision, German Modification (ICD-10-GM), 2011.

	Fallzahl	Anteil
F40-F48 Neurotische, Belastung- und somatoforme Störungen	13.601	8,92 %
F00-F09 Organische, einschließlich symptomatischer psychischer Störungen	12.600	8,27 %
F60-F69 Persönlichkeits- und Verhaltensstörungen	6.450	4,23 %

Aufstellung der sieben häufigsten Hauptdiagnosen in der Gruppe F1 (Psychiatrie Erwachsene)

	Fallzahl	Anteil
Hauptdiagnose	**44,993**	**100 %**
F10 Psychische und Verhaltensstörungen durch Alkohol	30.510	67.81 %
F11 Psychische und Verhaltensstörungen durch Opiode	5.482	12.18 %
F19 Psychische und Verhaltensstörungen durch multiplen Substanzgebrauch und Konsum anderer psychotroper Substanzen	3.566	7,93 %
F12 Psychische und Verhaltensstörungen durch Cannabinoide	2.496	5.55 %
F 15 Psychische und Verhaltensstörungen durch andere Stimulanzen, einschließlich Koffein	1.310	2.91 %
F 13 Psychische und Verhaltensstörungen durch Sedativa oder Hypnotika	1.152	2.56 %

Aufstellung der drei häufigsten Hauptdiagnosen in der Gruppe F2 (Psychiatrie Erwachsene)

	Fallzahl	Anteil
Hauptdiagnose	**22.987**	**100,00 %**
F20 Schizophrenie	15.374	66,88 %
F25 Schizoaffektive Störungen	5.155	22,43 %
F23 Akute vorübergehende psychotische Störungen	1.457	6,34 %

Aufstellung der drei häufigsten Hauptdiagnosen in der Gruppe F3 (Psychiatrie Erwachsene)

	Fallzahl	Anteil
Hauptdiagnose	**47.337**	**100,00 %**
F33 Rezidivierende depressive Störung	24.889	52,58 %
F32 Depressive Episode	17.672	37,33 %
F31 Bipolare affektive Störung	4.495	9,50 %

4.2 Komorbiditäten in der Psychiatrie und Psychosomatik

Somatische Komorbiditäten werden in der Psychiatrie regelhaft mitbehandelt. Soweit sie dazu beitragen, Aufwände während des stationären Aufenthaltes zu erklären oder zu relevanten Kosten in der Behandlung des Patienten führen, müssen sie entsprechend den Deutschen Kodierrichtlinien kodiert werden.

Die Regeln zur Kodierung somatischer (und psychiatrischer) Komorbiditäten sind in den Deutschen Kodierrichtlinien beschrieben. Im Folgenden sollen die dort formulierten Regeln zusammengefasst werden. Danach findet sich, orientiert am Aufbau des ICD-10-GM-Systems, eine Zusammenstellung einer Auswahl relevanter somatischer Diagnosen, die insbesondere in der Gerontopsychiatrie und Suchtmedizin häufig vergeben werden.

Die Nebendiagnose ist definiert als:

Zitat: *„Eine Krankheit bzw. Störung oder Beschwerde, die entweder gleichzeitig mit der Hauptdiagnose besteht oder sich während des Krankenhausaufenthaltes entwickelt."*

Für Kodierungszwecke müssen Nebendiagnosen als Krankheiten bzw. Störungen interpretiert werden, die das Patientenmanagement in der Weise beeinflussen, dass irgendeiner der folgenden Faktoren erforderlich ist:

- therapeutische Maßnahmen
- diagnostische Maßnahmen
- erhöhter Betreuungs-, Pflege- und/oder Überwachungsaufwand

Bedeutsame Nebendiagnosen sollten immer zuerst kodiert werden. Diese Hinweise gelten nicht nur für somatische, sondern auch für psychiatrische und psychosomatische Nebendiagnosen. Eine Aufstellung häufiger psychiatrischer Nebendiagnosen im Bereich der Erwachsenenpsychiatrie findet sich im Kapitel 4.1.

Gibt es eine Grenze, bis zu dem ein Mehraufwand nicht dazu führt, dass eine Nebendiagnose kodiert werden muss?
Eigentlich gilt, dass ein Mehraufwand (z. B. ein BZ-Tagesprofil bei Patienten mit Diabetes mellitus) die Kodierung der Nebendiagnose notwendig macht. Gleichzeitig formulieren die Kodierrichtlinien beispielhaft einen Grenzfall: Wenn eine Leukozytose besteht und der einzige Mehraufwand eine Laborkontrolle ist, soll dies nicht zur Kodierung einer Nebendiagnose führen.

Welche Nebendiagnosen kommen in der Psychiatrie und Psychosomatik in Frage?
Grundsätzlich erst einmal die in der ICD-10-GM vom DIMDI publiziert worden sind. Gleichzeitig gibt es sicherlich einige Diagnosen, die häufiger von Relevanz sind. Die folgende Auswahl (4.3) soll häufige Nebendiagnosen darstellen. Sie kann keine vollständige Aufstellung bedeuten.

Darf eine Nebendiagnose kodiert werden, wenn die Maßnahme oder der erhöhte Aufwand schon durch die Hauptdiagnose zu erklären ist?
Im Jahr 2013 ist dies ausdrücklich geregelt worden. Es ist unerheblich, ob der erhöhte Aufwand auch durch die Hauptdiagnose zu erklären ist. Wenn therapeutische Gespräche sowohl wegen der Hauptdiagnose als auch wegen der Nebendiagnose erfolgen, ist beides zu kodieren.

Sollen Symptome als Nebendiagnosen kodiert werden?
Dies sollte nur dann erfolgen, wenn erst durch die Benennung eine sachgerechte Abbildung der Behandlungsschwere erfolgt. So könnte es z. B. sinnvoll sein, das Symptom F45.4 Reizbarkeit zu kodieren, um die Verhaltensstörung bei Patienten mit dementiellem Syndrom näher zu kennzeichnen.

4.3 Somatische und psychiatrische Komorbiditäten

Im vierten Entgeltkatalog spielen die Diagnosen weiterhin eine große Rolle. Zum einen finden sie sich als Basiskategorien, die sich weitergehend am ICD-10 (Kapitel F) orientieren. Es ist daher von großer Bedeutung, präzise die Hauptdiagnose zu kodieren und sich an den Kodierrichtlinien zu orientieren.

Aber es gilt noch einige weitere Besonderheiten zu berücksichtigen, die nicht in den Kodierregeln abgebildet sind.

1. Die Selbstverwaltungspartner haben Regeln zur Fallzusammenführung vereinbart. Eine Fallzusammenführung erfolgt immer dann, wenn eine Wiederaufnahme innerhalb von 14 Tagen stattfindet (Achtung: bis 2017 galten hier noch 21 Tage). Damit es nicht unbegrenzten Anzahl von Fallzusammenführungen kommt (z. B. im Suchtbereich) wird eine Kettenbildung nach 90 Tagen unterbrochen. D. h., dass Patienten, die 120 Tage nach der ersten Aufnahme wieder aufgenommen werden, als neuer Fall gewertet werden (Achtung: bis 2017 galten hier noch 120 Tage).

Diese Regel führt dazu, dass bei divergierenden Hauptdiagnosen definiert werden muss, welche für das PEPP-Entgelt ausschlaggebend ist. Dieses Problem könnte auftreten, wenn der erste Aufenthalt mit der Hauptdiagnose Alkoholentzugsdelir und der zweite mit der Hauptdiagnose Schizophrenie erfolgt. In dieser Konstellation bestimmt die Hauptdiagnose mit der längsten Aufenthaltsdauer die PEPP.

2. Die Höhe der Entgelte wird zukünftig durch sog. komplizierende Konstellationen beeinflusst. Dies kann z. B. bedeuten, dass die Einstufung eines Menschen mit Opiatabhängigkeit davon beeinflusst wird, ob er komorbide eine Epilepsie hat.

Die komplizierenden Konstellationen umfassen lange Listen von psychiatrischen und somatischen Diagnosen, die in ihrer Gesamtheit kaum zu erfassen sind. Daher wird die Hauptaufgabe sein, alle Diagnosen vollständig zu erfassen. Wenn dies gelingt, ist davon auszugehen, dass auch die entgeltrelevanten erfasst wurden. Es hat sich gezeigt, dass die Höherstufungen plausibel sind. So führt ein entgleister Diabetes mellitus häufiger zumeist zu einer Höherstufung. Zusammengefasst lässt sich sagen, dass wenn man alle Diagnosen kodiert, die einem Hausarzt übermittelt werden sollten, auch die dabei sein werden, die zu einer Höherstufung einzelner PEPPs führen.

Trotzdem soll in diesem Buch ein Eindruck vermittelt werden, welche Diagnosen dies sein könnten. Dazu sollen exemplarisch einzelne komplizierende Konstellationen dargestellt werden. Im PEPP-Handbuch (basierend auf dem 2018 gültigen Katalog) werden diese Konstellationen als Funktionen beschrieben.

Beispiele für somatische Nebendiagnosen, die zu einer Höherstufung des PEPP-Entgeltes führen

1. Funktion Komplizierende somatische Nebendiagnose bei tagesklinischen psychiatrischen Aufenthalten

ND Komplizierende somatische Nebendiagnose (TA19-6)

Komplizierende somatische Nebendiagnose bei tagesklinischen psychiatrischen Aufenthalten (eine Auswahl)

A04.7	Enterokolitis durch Clostridium difficile
A46	Erysipel [Wundrose]
B20	Infekt/paras KH infolge HIV-KH [Hum. Immundef.-Vir.-KH]
B22	Sonst. nbez. KH infolge HIV-KH [Hum. Immundef.-Vir.-KH]
B23.0	Akutes HIV-Infektionssyndrom
B23.8	Sonstige nbez. Krankheitszustände infolge HIV-KH

B24	Nicht nbez. HIV-KH [Hum. Immundef.-Vir.-KH]
E10.01	Diabetes mellitus, Typ 1: m. Koma, entgl. bez.
E10.11	Diabetes mellitus, Typ 1: m. Ketoazidose, entgl. bez. (usw.)

2. Komplizierende somatische Diagnosen in der stationären psychiatrischen Behandlung bei substanzinduzierten Störungen

ND Komplizierende somatische Diagnosen bei substanzinduzierten Störungen (PA02-12)

Komplizierende somatische Nebendiagnose, Psychiatrie (PA02-12) (eine Auswahl)

B18.0	Chronische Virushepatitis B m. Delta-Virus
B18.2	Chronische Virushepatitis C
B20	Inket./paras KH infolge HIV-KH [Hum. Immundef.-Vir.-KH]
B22	Sonst. nbez. KH infolge HIV-KH [Hum. Immundef.-Vir.-KH]
B23.0	Akutes HIV-Infektionssyndrom
B23.8	Sonstige nbez. Krankheitszustände infolge HIV-KH
E51.2	Wernicke-Enzephalopathie
J69.0	Pneumonie d. Nahrung od. Erbrochenes

Beispiel für psychiatrische Nebendiagnosen, die zu einer Erhöhung des PEPP-Entgeltes führen

Funktion Komplizierende psychiatrische Nebendiagnose (bei psychotischer Symptomatik), Psychiatrie

ND Komplizierende psych. Nebendiagnose bei Verhaltens- und Persönlichkeitsstörung bei Kindern und Jugendlichen

Komplizierende psychiatrische Nebendiagnose, Psychiatrie (PA03-18) (eine Auswahl)

F20.0	Paranoide Schizophrenie
F84.1	Atypischer Autismus

4.4 Pflegerelevante Nebendiagnosen

Bisher ist in der Psychiatrie und Psychosomatik die Vergabe von Diagnosen weitgehend die Domäne der Ärzte. Dies hat sich geändert und pflegerelevante Nebendiagnosen spielen zunehmend eine Rolle. Sie haben teilweise eine Relevanz für die Höhe des Relativgewichts, so dass sie bekannt sein und ggf. verschlüsselt werden sollten.

Weshalb ist es wichtig, pflegerelevante Nebendiagnosen einzugeben?

- Die Höhe der Relativgewichte wird möglicherweise durch die kodierten Nebendiagnosen beeinflusst.
- Pflegende versorgen eigenständig Gesundheitsstörungen. Aufgrund fehlender Informationen werden diese pflegerischen Maßnahmen nur unzureichend durch die Ärzte abgebildet.
- Die Nebendiagnosen Adipositas (BMI > 40) und Kachexie bewirken beispielsweise 2018 eine Höherstufung einzelner PEPPs. Erlösrelevante Nebendiagnosen für den Katalog 2018 sind mit einem * gekennzeichnet.

Wann können pflegerelevante Nebendiagnosen kodiert werden?
Hier gilt der gleiche Grundsatz wie bei allen Nebendiagnosen. Wenn diese Diagnosen mit einem erhöhten Aufwand verbunden sind, müssen sie kodiert werden.

Welche Pflegediagnosen könnten in Frage kommen (eine Auswahl)?
A. Aus dem Bereich der Bewegungsstörungen
Sturzneigung (beim älteren Menschen oder bei unklaren Krankheitszuständen; ausgenommen ist die Sturzneigung bei Schwindel oder Taumel, Synkope oder Kollaps oder bei Gehbeschwerden), die zu sturzprophylaktische Maßnahmen und Hilfestellungen führen.

R29.6 Sturzneigung

B. Aus dem Bereich Ernährung und Ausscheidung

Das Vorliegen einer Adipositas (durch übermäßige Kalorienzufuhr mit einem Body-Mass-Index von 30 und mehr) hat einen Einfluss auf die Pflegemaßnahmen. Es erfolgen Beratungsleistungen, evtl. wird eine Reduktionskost verabreicht oder ein Spezialbett findet Verwendung. Hierzu sind folgende Codes zu verwenden:

E66.0-	Adipositas durch übermäßige Kalorienzufuhr
E66.0	Adipositas durch übermäßige Kalorienzufuhr: Body-Mass-Index (BMI) von 30 bis unter 35
E66.01	E66.0 Adipositas durch übermäßige Kalorienzufuhr: Body-Mass-Index (BMI) von 35 bis unter 40
E66.02	E66.0 Adipositas durch übermäßige Kalorienzufuhr: Body-Mass-Index (BMI) von 40 und mehr*
E66.09	E66.0 Adipositas durch übermäßige Kalorienzufuhr: Body-Mass-Index (BMI) nicht näher bezeichnet

Arzneimittelinduzierte Adipositas

Hinw.: Soll die Substanz angegeben werden, ist eine zusätzliche Schlüsselnummer (Kapitel XX) zu benutzen.

E66.10	Arzneimittelinduzierte Adipositas: Body-Mass-Index (BMI) von 30 bis unter 35
E66.11	Arzneimittelinduzierte Adipositas: Body-Mass-Index (BMI) von 35 bis unter 40
E66.12	Arzneimittelinduzierte Adipositas: Body-Mass-Index (BMI) von 40 und mehr*
E66.19	Arzneimittelinduzierte Adipositas: Body-Mass-Index (BMI) nicht näher bezeichnet

Eine Inkontinenz kann kodiert werden, wenn sie zu einer Beratung, einer Inkontinenzversorgung oder einem Beckenbodentraining oder allgemein zu einem erhöhten pflegerischen Aufwand führt.

R32	Harninkontinenz

Eine Kachexie liegt vor, wenn der BMI bei 18,5 oder niedriger liegt. Dann kann es dazu kommen, dass zusätzlich Trinknahrung eingesetzt oder hochkalorische Kost gegeben wird. Eine Beratung genügt, um diese Nebendiagnose zu kodieren.

R64 Kachexie*

Bei Übelkeit und Erbrechen könnte es zu häufigerem Wäschewechsel, dem Reichen der Nierenschale oder der Gabe von Antiemetika kommen.

R11 Übelkeit und Erbrechen

Für die Diagnose einer Obstipation müssen mind. zwei Kriterien der letzten 12 Monate bei mind. einem Viertel der Stuhlentleerungen zutreffen: Pressen, harter Stuhlgang, Gefühl der unvollständigen Entleerung, Gefühl der anorektalen Blockierung, manuelle Entleerung, weniger als 3 Stuhlentleerungen pro Woche. Dies kann zur Verabreichung von Laxantien nach ärztlicher Anordnung, der Gabe von ballaststoffreicher Kost oder zu einer intensiven Beratung führen.

K59.0 Obstipation

C. Aus dem Bereich Isolierung
Besonders im gerontopsychiatrischen Bereich kommt es immer wieder zur Isolierung als prophylaktische Maßnahme (Isolation bzw. Umkehrisolation). Dies führt zu einer speziellen räumlichen Unterbringung, Kittelpflege und speziellen Desinfektionsmaßnahmen.

Z29.0 Isolierung

D. Aus dem Bereich Wahrnehmungs- und Kommunikationsstörungen
Blindheit oder hochgradige Sehbehinderungen erfordern eine Begleitung bei Untersuchungen, eine erweiterte Kommunikation, Hilfestellungen im Alltag. Ähnliches gilt auch für aphasische und dysphasische Störungen und einen Hörverlust z. B. im Rahmen einer Altersschwerhörigkeit.

H54ff	Blindheit und hochgradige Sehbehinderung*
R47.0	Aphasie und Dysphasie
H91.1	Presbyakusis (Altersschwerhörigkeit)

E. Aus dem Bereich der Funktionseinschränkungen

U50.-	Motorische Funktionseinschränkung*
U50.40	Schwere motorische Funktionseinschränkung*
U50.41	Barthel-Index: 20-35 Punkte*
U50.5	Sehr schwere motorische Funktionseinschränkung*
U50.50	Barthel-Index: 0-15 Punkte*
U50.51	Motorischer FIM: 13-30 Punkte

F. Aus dem Bereich Sonstige Erkrankungen der Haut und der Unterhaut

L89.0-	Dekubitus 1. Grades
L89.1-	Dekubitus 2. Grades
L89.2-	Dekubitus 3. Grades*
L89.3-	Dekubitus 4. Grades*

U51.- Kognitive Funktionseinschränkung

Hinw.: Einmalige Kodierung der kognitiven Funktionseinschränkung innerhalb der ersten fünf stationären Behandlungstage; bei veränderten Werten innerhalb dieser Zeit ist der höchste Punktwert zu verschlüsseln. Bei geriatrischer oder frührehabilitativer Behandlung erfolgt die Kodierung analog zu Beginn dieser Behandlung. Die Kodierung erfordert den Einsatz eines der aufgeführten standardisierten Testverfahren (FIM: Functional Independence Measure™, MMSE: Mini Mental State Examination).

U51.0-	Keine oder leichte kognitive Funktionseinschränkung
U51.00	Erweiterter Barthel-Index: 70-90 Punkte
U51.01	Kognitiver FIM: 30-35 Punkte
U51.02	MMSE: 24-30 Punkte
U51.1-	Mittlere kognitive Funktionseinschränkung
U51.10	Erweiterter Barthel-Index: 20-65 Punkte
U51.11	Kognitiver FIM: 11-29 Punkte

U51.12	MMSE: 17-23 Punkte
U51.2-	Schwere kognitive Funktionseinschränkung*
U51.20	Erweiterter Barthel-Index: 0-15 Punkte*
U51.21	Kognitiver FIM: 5-10 Punkte*
U51.22	MMSE: 0-16 Punkte*

Alle mit * gekennzeichneten Diagnosen sind relevant für die Höhe der Relativgewichte.

Ab 2014 (2015 erweitert) wurden neue Diagnosen eingeführt. Diese sollen vor allem eine bessere Differenzierung im Bereich der Sucht (Heroinabhängigkeit) ermöglichen. Vermutlich werden diese Diagnosen zumeist von den Ärzten kodiert.

U69.-!	Sonstige sekundäre Schlüsselnummern für besondere Zwecke
U69.3-!	Sekundäre Schlüsselnummern für die Art des Konsums psychotroper Substanzen bei durch diese verursachten psychischen und Verhaltensstörungen

Hinw.: Die Schlüsselnummern dieser Kategorie sind nur von Einrichtungen im Geltungsbereich des § 17d KHG zu verwenden. Sie sind nur in Kombination mit Schlüsselnummern aus Kap. V, Bereich F10–F19 Psychische und Verhaltensstörungen durch psychotrope Substanzen für die Kodierung der Art des Konsums dieser Substanzen anzugeben, siehe auch die Hinweise bei den entsprechenden Schlüsselnummern.

U69.30!	Intravenöser Konsum von Heroin*
U69.31!	Nichtintravenöser Konsum von Heroin*
U69.32!	Intravenöser Konsum sonstiger psychotroper Substanzen* Exkl.: Intravenöser Konsum (Meth-)Amphetamin-haltiger Stoffe (U69.33!) Intravenöser Konsum sonstiger Stimulanzien (U69.35!)

U69.33! Intravenöser Konsum (Meth-)Amphetamin-haltiger Stoffe

U69.34! Nichtintravenöser Konsum (Meth-)Amphetamin-haltiger Stoffe

U69.35! Intravenöser Konsum sonstiger Stimulanzien, außer Koffein
Exkl.:
Intravenöser Konsum (Meth-)Amphetamin-haltiger Stoffe

U69.36! Nichtintravenöser Konsum sonstiger Stimulanzien, außer Koffein
Exkl.:
Nichtintravenöser Konsum (Meth-)Amphetamin-haltiger Stoffe

4.5 Die Kapitel XVIII, XX und XXI des ICD-10-GM

In den Kapiteln XVIII, XX und XXI sind Symptome und abnorme klinische und Laborbefunde, äußere Ursachen von Morbidität und Mortalität sowie Faktoren, die den Gesundheitszustand beeinflussen und zur Inanspruchnahme des Gesundheitswesens führen, aufgeführt.

Welche Besonderheiten sind bei den Kap. XVIII, XX und XXI zu beachten?
Das *Kapitel XVIII* (Symptome und abnorme klinische und Laborbefunde, die anderenorts nicht klassifiziert sind) enthält Symptome und Befunde. Sie dürfen diese Schlüsselnummern in der Regel nur verwenden, wenn sie, auch nach entsprechender Diagnostik oder in Verbindung mit einem Zusatzkennzeichen, keine spezifischere Diagnose stellen können.

Das *Kapitel XX* (Äußere Ursachen von Morbidität und Mortalität) enthält die äußeren Ursachen von Verletzungen und Vergiftungen. Diese Angaben sind nur erlaubt als Zusatz zu einer die Art des Zustandes bezeichnenden Schlüsselnummer aus einem anderen Kapitel der Klassifikation. In der stationären Versorgung werden nur wenige Schlüsselnummern dieses Kapitels benötigt, um ursächlich die Leistungspflicht der gesetzlichen Krankenkassen gegen die Leistungspflicht Dritter abzugrenzen.

Das *Kapitel XXI* (Faktoren, die den Gesundheitszustand beeinflussen und zur Inanspruchnahme des Gesundheitswesens führen) darf zur alleinigen Verschlüsselung des Behandlungsanlasses nur verwendet werden, wenn Leistungen abgerechnet werden, die nicht in einer Erkrankung begründet sind.

Bei der Verwendung dieser Kapitel sind einige Regeln zu beachten:

1. Ausrufezeichenkodes

Mit Ausrufezeichen versehene Kodes sind als „optionale" Schlüsselnummern anzusehen. Wenn sie den diagnostischen und therapeutischen Aufwand beeinflussen, können und sollten sie kodiert werden.

X84.-!	Absichtliche Selbstbeschädigung
Z54.-!	Rekonvaleszenz

2. Zurückhaltende Kodierung von Symptomen

Psychiatrische Erkrankungen sind mit einer Fülle von Symptomen verbunden, die im Kapitel XVIII des ICD-10-GM aufgeführt sind. Die Kodierrichtlinie schreibt dazu:

Zitat: *„Die Selbstverwaltung empfiehlt eine Überdokumentation von Symptomen zu vermeiden. Demnach ist beispielsweise die zusätzliche Kodierung von Unglücklichsein bei einer Depression mit dieser Regelung nicht beabsichtigt. Sie empfiehlt aber die Kodierung von Symptomen, die besondere Maßnahmen erfordern und deshalb für eine sachgerechte Fallabbildung erforderlich sind."*

Abnorme psychopathologische Befunde werden nicht kodiert, es sei denn, sie haben eine klinische Bedeutung im Sinne einer therapeutischen Konsequenz oder einer weiterführenden Diagnostik (nicht allein die Kontrolle des Befundes).

3. Verdachtsdiagnosen ohne Behandlung

In der Psychiatrie und Psychosomatik bleiben Diagnosen häufig bis zum Ende des Aufenthaltes mit einer diagnostischen Unsicherheit behaftet. Die Kodierrichtlinien verlangen aber eine Festlegung. Dies bedeutet, dass Diagnosen, die plausibel erscheinen, da sie die diagnostischen Kriterien der ICD-10-GM erfüllen, als Haupt- und Nebendiagnosen zu kodieren sind, auch wenn sich z. B. eine depressive Episode im weiteren Verlauf als Prodromalsymptomatik bei Schizophrenie herausstellt oder ein dementielles Syndrom erst nach Obduktion sicher einer Alzheimer-Demenz zuzuordnen ist. Nur wenn Verdachtsdiagnosen ohne Behandlung bleiben und nach ambulant entlassen werden, sind die Symptome zu kodieren.

Beispiel aus den Deutschen Kodierrichtlinien

Ein Patient wird mit optischen Halluzinationen stationär aufgenommen. Die ersten Untersuchungen lassen es noch nicht zu, eine Diagnose zu stellen. Da der Patient bereits am 2. stationären Tag das Krankenhaus auf eigenen Wunsch und gegen ärztlichen Rat verlässt, kann die Diagnostik noch nicht abgeschlossen werden. Eine spezifische Behandlung wurde nicht durchgeführt.

Hauptdiagnose	R44.0	Akustische Halluzinationen

4. Ärztliche Beobachtung und Beurteilung von Verdachtsfällen

Die Schlüsselnummern aus Z03.0–Z03.9 sollten nur mit äußerster Zurückhaltung Verwendung finden. Sie sind nur dann als Hauptdiagnose erlaubt, wenn eine Abklärung eines Gesundheitszustandes stattfand, aber der Krankheitsverdacht sich nicht bestätigte und eine Behandlung derzeit nicht erforderlich ist.

Beispiel aus den Deutschen Kodierrichtlinien

Ein Patient wird bei einem Ladendiebstahl aufgegriffen und wegen seiner Aggressivität bei der Festnahme zur Beobachtung in die Psychiatrie eingewiesen. Dort konnte keine psychiatrische Diagnose gestellt werden.

Hauptdiagnose	Z03.2	Beobachtung bei Verdacht auf psychische Krankheiten oder Beobachtung wegen Ladendiebstahl
Nebendiagnose(n)		Keine

Im Folgenden findet sich eine Auswahl an Kodierungen aus den Kapiteln XVIII, XX und XXI.[2]

4.5.1 Kapitel XVIII

R00–R99 Symptome und abnorme klinische und Laborbefunde, die anderenorts nicht klassifiziert sind (Beispiele)

R00.-	*Störungen des Herzschlages* Exkl.: Näher bezeichnete Arrhythmien (I47–I49) Störungen, die ihren Ursprung in der Perinatalperiode haben (P29.1)
R00.0	Tachykardie, nicht näher bezeichnet Beschleunigung des Herzschlages
R00.1	Bradykardie, nicht näher bezeichnet Verlangsamung des Herzschlages
R00.2	Palpitationen Herzklopfen
R07.-	*Hals- und Brustschmerzen*
R07.1	Brustschmerzen bei der Atmung Schmerzhafte Atmung
R10	*Bauch- und Beckenschmerzen* Exkl.: Flatulenz und verwandte Zustände (R14) Nierenkolik (N23) Rückenschmerzen (M54.-)

2 Internationale statistische Klassifikation der Krankheiten und verwandter Gesundheitsprobleme, 10. Revision, German Modification (ICD-10-GM), 2011.

R10.1 Schmerzen im Bereich des Oberbauches
Schmerzen im Epigastrium

R10.2 Schmerzen im Becken und am Damm
R10.3 Schmerzen mit Lokalisation in anderen Teilen des Unterbauches
R10.4 Sonstige und nicht näher bezeichnete Bauchschmerzen
Druckschmerzhaftigkeit des Bauches o. n. A.
Kolik beim Säugling und Kleinkind o. n. A.

R44 Sonstige Symptome, die die Sinneswahrnehmungen und das Wahrnehmungsvermögen betreffen
Exkl.: Sensibilitätsstörungen der Haut (R20.-)
R44.0 Akustische Halluzinationen
R44.1 Optische Halluzinationen
R44.2 Sonstige Halluzinationen
R44.3 Halluzinationen, nicht näher bezeichnet
R44.8 Sonstige und nicht näher bezeichnete Symptome, die die Sinneswahrnehmungen und das Wahrnehmungsvermögen betreffen

R45 Symptome, die die Stimmung betreffen
R45.0 Nervosität
Nervöser Spannungszustand
R45.1 Ruhelosigkeit und Erregung
R45.2 Unglücklichsein
Sorgen o. n. A.
R45.3 Demoralisierung und Apathie
R45.4 Reizbarkeit und Wut
R45.5 Feindseligkeit
R45.6 Körperliche Gewalt
R45.7 Emotioneller Schock oder Stress, nicht näher bezeichnet

R46 *Symptome, die das äußere Erscheinungsbild und das Verhalten betreffen*

R46.0 Stark vernachlässigte Körperpflege

R46.1 Besonders auffälliges äußeres Erscheinungsbild

R46.2 Seltsames und unerklärliches Verhalten

R46.3 Hyperaktivität

R46.4 Verlangsamung und herabgesetztes Reaktionsvermögen
Exkl.: Sopor (R40.1)

R46.5 Misstrauen oder ausweichendes Verhalten

R46.6 Unangemessene Betroffenheit und Beschäftigung mit Stressereignissen

R46.7 Wortschwall oder umständliche Detailschilderung, die die Gründe für eine Konsultation oder Inanspruchnahme verschleiern

R46.8 Sonstige Symptome, die das äußere Erscheinungsbild und das Verhalten betreffen
Vernachlässigung der eigenen Person o. n. A.
Exkl.: Ungenügende Aufnahme von Nahrung und Flüssigkeit infolge Vernachlässigung der eigenen Person (R63.6)

R54 *Senilität*
Inkl.: Altersschwäche

R63.0 Anorexie
Appetitverlust

R63.4 Abnorme Gewichtsabnahme

R63.5 Abnorme Gewichtszunahme

R63.6 Ungenügende Aufnahme von Nahrung und Flüssigkeit infolge Vernachlässigung der eigenen Person
Exkl.: Verhungern infolge Anorexie (R63.0)

R78.- *Nachweis von Drogen und anderen Substanzen, die normalerweise nicht im Blut vorhanden sind*
Exkl.: Psychische und Verhaltensstörungen durch psychotrope Substanzen (F10–F19)

R78.0 Nachweis von Alkohol im Blut

R78.1	Nachweis von Opiaten im Blut
R78.2	Nachweis von Kokain im Blut
R78.3	Nachweis von Halluzinogenen im Blut
R78.4	Nachweis sonstiger Drogen mit Abhängigkeitspotential im Blut
R78.5	Nachweis psychotroper Drogen im Blut
R78.8	Nachweis sonstiger näher bezeichneter Substanzen, die normalerweise nicht im Blut vorhanden sind Nachweis eines abnormen Lithium-Blutwertes

T Verletzungen mit Beteiligung mehrerer Körperregionen

T39.-	*Vergiftung durch nichtopioidhaltige Analgetika, Antipyretika und Antirheumatika*
T39.0	Salizylate
T39.1	4-Aminophenol-Derivate
T39.2	Pyrazolon-Derivate
T39.3	Sonstige nichtsteroidale Antiphlogistika [NSAID]
T39.4	Antirheumatika, anderenorts nicht klassifiziert Exkl.: Glukokortikoide (T38.0) Salizylate (T39.0)
T39.8	Sonstige nichtopioidhaltige Analgetika und Antipyretika, anderenorts nicht klassifiziert
T39.9	Nichtopioidhaltige Analgetika, Antipyretika und Antirheumatika, nicht näher bezeichnet

T40.-	*Vergiftung durch Betäubungsmittel und Psychodysleptika [Halluzinogene]* Exkl.: Intoxikation im Sinne von Rausch (F10-F19)
T40.0	Opium
T40.1	Heroin
T40.2	Sonstige Opioide Kodein Morphin
T40.3	Methadon
T40.4	Sonstige synthetische Betäubungsmittel Pethidin
T40.5	Kokain

T40.6 Sonstige und nicht näher bezeichnete Betäubungsmittel

T40.7 Cannabis (-Derivate)

T40.8 Lysergid [LSD]

T40.9 Sonstige und nicht näher bezeichnete Psychodysleptika [Halluzinogene]
Mescalin
Psilocin
Psilocybin

T42.- Vergiftung durch Antiepileptika, Sedativa, Hypnotika und Antiparkinsonmittel
Exkl.: Intoxikation im Sinne von Rausch (F10-F19)

T42.0 Hydantoin-Derivate

T42.1 Iminostilbene
Carbamazepin

T42.2 Succinimide und Oxazolidine

T42.3 Barbiturate
Exkl.: Thiobarbiturate (T41.1)

T42.4 Benzodiazepine

T42.5 Gemischte Antiepileptika, anderenorts nicht klassifiziert

T42.6 Sonstige Antiepileptika, Sedativa und Hypnotika

T43.- Vergiftung durch psychotrope Substanzen, anderenorts nicht klassifiziert
Exkl.: Appetitzügler (T50.5)
Barbiturate (T42.3)
Benzodiazepine (T42.4)
Intoxikation im Sinne von Rausch (F10–F19)
Methaqualon (T42.6)
Psychodysleptika [Halluzinogene] (T40.7–T40.9)

T43.0 Tri- und tetrazyklische Antidepressiva

T43.1 Monoaminooxidase-hemmende Antidepressiva

T43.2 Sonstige und nicht näher bezeichnete Antidepressiva

T43.3 Antipsychotika und Neuroleptika auf Phenothiazin-Basis

T43.4 Neuroleptika auf Butyrophenon- und Thioxanthen-Basis

T43.5 Sonstige und nicht näher bezeichnete Antipsychotika und Neuroleptika
Exkl.: Rauwolfiaalkaloide (T46.5)

T43.6 Psychostimulanzien mit Missbrauchspotential
Exkl.: Kokain (T40.5)

T43.8 Sonstige psychotrope Substanzen, anderenorts nicht klassifiziert

T43.9 Psychotrope Substanz, nicht näher bezeichnet

T66–T78 Sonstige und nicht näher bezeichnete Schäden durch äußere Ursachen

Dieses Kapitel umfasst (subjektive und objektive) Symptome, abnorme Ergebnisse von klinischen oder sonstigen Untersuchungen sowie ungenau bezeichnete Zustände, für die an anderer Stelle keine klassifizierbare Diagnose vorliegt.

T74 Missbrauch von Personen
Kodiere zunächst die akute Verletzung, falls möglich.

T74.0 Vernachlässigen oder Imstichlassen

T74.1 Körperlicher Missbrauch
Ehegattenmisshandlung o. n. A.
Kindesmisshandlung o. n. A.

T74.2 Sexueller Missbrauch

T74.3 Psychischer Missbrauch

T74.8 Sonstige Formen des Missbrauchs von Personen
Mischformen

T74.9 Missbrauch von Personen, nicht näher bezeichnet
Schäden durch Missbrauch:
eines Erwachsenen o. n. A.
eines Kindes o. n. A.

T80–T88 Komplikationen bei chirurgischen Eingriffen und medizinischer Behandlung, anderenorts nicht klassifiziert

T88.7 Nicht näher bezeichnete unerwünschte Nebenwirkung eines Arzneimittels oder einer Droge
Allergische Reaktion
Idiosynkrasie
Überempfindlichkeit
Unerwünschte Nebenwirkung durch indikationsgerechtes Arzneimittel oder indikationsgerechte Droge bei ordnungsgemäßer Verabreichung
Exkl.: Näher bezeichnete unerwünschte Nebenwirkungen von Arzneimitteln und Drogen (A00–R99, T80–T88.6, T88.8)

4.5.2 Kapitel XX
X Äußere Ursachen von Morbidität und Mortalität

X49.-! *Akzidentelle Vergiftung durch und Exposition gegenüber schädliche(n) Substanzen*

X49.9! Akzidentelle Vergiftung
Akzidentelle Überdosierung eines Arzneimittels oder einer Droge

X60–X84 *Vorsätzliche Selbstbeschädigung*

X84.-! Absichtliche Selbstbeschädigung

X84.9! Absichtliche Selbstbeschädigung
Absichtlich selbstzugefügte Vergiftung oder Verletzung
Selbsttötung (Versuch)

4.5.3 Kapitel XXI

Z Faktoren, die den Gesundheitszustand beeinflussen und zur Inanspruchnahme des Gesundheitswesens führen

Z03 *Ärztliche Beobachtung und Beurteilung von Verdachtsfällen*
Inkl.: Personen mit vorhandenen, untersuchungsbedürftigen Symptomen oder Anzeichen für einen abnormen Zustand, die jedoch nach Untersuchung und Beobachtung nicht behandlungsbedürftig sind
Exkl.: Person mit Furcht vor Krankheit, bei der keine Diagnose gestellt wird (Z71)

Z03.2 Beobachtung bei Verdacht auf psychische Krankheiten oder Beobachtung wegen:
Bandenaktivität
Brandstiftung
dissozialem Verhalten
Ladendiebstahl

Z03.9 Beobachtung bei Verdachtsfall, nicht näher bezeichnet

Z53 *Personen, die Einrichtungen des Gesundheitswesens wegen spezifischer Maßnahmen aufgesucht haben, die aber nicht durchgeführt wurden*
Inkl.: Maßnahme nicht durchgeführt wegen:
Glaubensgründe
Gruppendruck
Kontraindikation
vom Patienten unabhängige Gründe
Exkl.: Nicht durchgeführte Impfung (Z28)

Z72 *Probleme mit Bezug auf die Lebensführung*
Exkl.: Probleme mit Bezug auf:
Schwierigkeiten bei der Lebensbewältigung (Z73)
Sozioökonomische oder psychosoziale Umstände (Z55–Z65)

Z72.0 Konsum von Alkohol, Tabak, Arzneimitteln oder Drogen
Exkl.: Alkoholabhängigkeit (F10.2)
Arzneimittel- oder Drogenabhängigkeit (F11–F16, F19 mit vierter Stelle .2)
Missbrauch von nicht abhängigkeitserzeugenden Substanzen (F55.-)
Nikotinabhängigkeit (F17.2)

Z72.8 Sonstige Probleme mit Bezug auf die Lebensführung
Inkl.: Beteiligung an Glücksspielen oder Wetten
Mangel an körperlicher Bewegung
Riskantes Sexualverhalten
Selbstschädigendes Verhalten
Ungeeignete Ernährungs- oder Essgewohnheiten
Exkl.: Essstörungen (F50.-)
Fütterstörungen im Säuglings- und Kleinkindalter (F98.2–F98.3)
Mangel an adäquater Nahrung (Z65)
Mangelernährung oder sonstige alimentäre Mangelzustände (E40–E64)
Zwanghaftes und pathologisches Spielen (F63.0)

Z72.9 Probleme mit Bezug auf die Lebensführung, nicht näher bezeichnet

Z86.4 Missbrauch einer psychotropen Substanz in der Eigenanamnese
Zustände, klassifizierbar unter F10–F19
Exkl.: Gegenwärtig bestehende Abhängigkeit (F10–F19 mit vierter Stelle .2)
Probleme im Zusammenhang mit dem Konsum von:
Alkohol (Z72.0)
Arzneimittel oder Drogen (Z72.0)
Tabak (Z72.0)

Z86.5 Andere psychische Krankheiten oder Verhaltensstörungen in der Eigenanamnese
Zustände, klassifizierbar unter F00–F09, F20–F99

Z91 Risikofaktoren in der Eigenanamnese, anderenorts nicht klassifiziert
Exkl.: Berufliche Exposition gegenüber Risikofaktoren (Z57)
Exposition gegenüber Verunreinigung oder andere Probleme mit Bezug auf die physikalische Umwelt (Z58)
Missbrauch einer psychotropen Substanz in der Eigenanamnese (Z86.4)

Z91.1 Nichtbefolgung ärztlicher Anordnungen [Non-compliance] in der Eigenanamnese

Z91.8 Sonstige näher bezeichnete Risikofaktoren in der Eigenanamnese, anderenorts nicht klassifiziert
Mangelhafte persönliche Hygiene
Missbrauch o. n. A.
Misshandlung o. n. A.
Parasuizid
Psychisches Trauma
Selbstbeschädigung und andere Körperverletzung
Selbstvergiftung
Ungesunder Schlaf-Wach-Rhythmus
Versuchte Selbsttötung
Exkl.: Schlafstörungen (G47.-)

Z99 Langzeitige Abhängigkeit von unterstützenden Apparaten, medizinischen Geräten oder Hilfsmitteln, anderenorts nicht klassifiziert

---

Hinw.: Eine langzeitige Abhängigkeit beträgt mindestens drei vollendete Monate.

Z99.0 Langzeitige Abhängigkeit vom Aspirator
Z99.1 Langzeitige Abhängigkeit vom Respirator
Z99.2 Langzeitige Abhängigkeit von Dialyse bei Niereninsuffizienz
Langzeitdialyse bei Niereninsuffizienz
Z99.3 Langzeitige Abhängigkeit vom Rollstuhl
Z99.8 Langzeitige Abhängigkeit von sonstigen unterstützenden Apparaten, medizinischen Geräten oder Hilfsmitteln
Z99.9 Langzeitige Abhängigkeit von einem nicht näher bezeichneten unterstützenden Apparat, medizinischen Gerät oder Hilfsmittel

4.6 Zusammenfassung wesentlicher Punkte der ICD-10-GM-Kodierung im klinischen Alltag

Die folgenden Punkte fassen die relevanten Punkte zusammen, die sich mit der Veröffentlichung der Deutschen Kodierrichtlinien für den klinischen Alltag ergeben könnten:

- Während des Aufenthaltes muss zumindest einmal eine Analyse stattfinden, welche Diagnose für die stationäre Behandlung verantwortlich ist.
- Alle somatischen Diagnosen, die zu höheren Aufwenden in der Diagnostik und Behandlung geführt haben, müssen verschlüsselt werden.
- Damit sind deutlich bessere Kenntnisse über relevante somatische Erkrankungen notwendig.
- Psychiatrische Diagnosen, die historische Diagnosen darstellen, während des aktuellen Aufenthalts aber keinen Aufwand erzeugt haben, dürfen nicht kodiert werden.
- Es finden sich klinische Konstellationen, in denen die Hauptdiagnose nicht mehr dem Kapitel F des ICD-10-GM entstammen.
- Eine Kodierung von Verdachtsdiagnosen ist nicht möglich. Wenn es bei einer Verdachtsdiagnose bleibt, muss darüber nachgedacht werden, ob ausschließlich Symptome verschlüsselt werden. Ausnahme: Es erfolgen diagnostische oder therapeutische Maßnahmen im Rahmen der Verdachtsdiagnose. Dann muss diese Diagnose auch kodiert werden.
- Es muss verstärkt auf die Konsistenz der Dokumentation geachtet werden. Hauptdiagnosen müssen sich aus der Dokumentation ableiten lassen, Nebendiagnosen müssen mit einem erkennbaren Mehraufwand verknüpft sein.
- Auch die Pflege wird sich an der Kodierung von Diagnosen beteiligen müssen, da pflegerelevante Nebendiagnosen eine größere Bedeutung erlangen.
- Ab dem Jahr 2014 sind Besonderheiten in der Kodierung von Suchtdiagnosen zu beachten. Wenn eine Polytoxikomanie besteht, müssen alle einzelnen Substanzen benannt werden, die die multiple Substanzabhängigkeit begründen.

5 Kodierhinweise für die psychiatrischen OPS-Kodes

Ein wesentlicher Baustein in der Entwicklung des neuen Entgeltsystems sind die OPS-Kodes (im Weiteren auch Prozeduren genannt). Dabei ist zwischen den neu definierten psychiatrischen und psychosomatischen Komplex-OPS-Kodes und den bisherigen somatischen OPS-Kodes zu unterscheiden.

Dabei gilt:

Zitat: *„Alle Prozeduren, die vom Zeitpunkt der Aufnahme bis zum Zeitpunkt der Entlassung vorgenommen wurden und im OPS abbildbar sind, sind zu kodieren. Dieses schließt alle diagnostischen, therapeutischen und pflegerischen Prozeduren ein, einschließlich traditioneller ‚nichtchirurgischer' Prozeduren.*

Es gibt keine Kodierrichtlinie, welche die Reihenfolge der Prozeduren regelt. Jedoch sollten die aufwändigeren Prozeduren zuerst angegeben werden, da die Anzahl der zur Verfügung stehenden Schlüsselnummerfelder begrenzt ist."[1]

Die Begrenzung einzelner Kodes auf die psychiatrischen und psychosomatischen Abteilungen ist durch den Zusatz „nur anwendbar im Bereich des § 17d KHG" erkennbar. Die Ausschließlichkeit für den somatischen Bereich analog durch den Bezug auf den § 17b KHG.

1 Deutsche Kodierrichtlinien für die Psychiatrie/Psychosomatik (DKR-Psych), 2011.

5.1 Die psychiatrischen und psychosomatischen Basiskodes

Die Verwendung der komplexen Basiskodes in der Erwachsenenpsychiatrie erfolgt nach definierten Regeln, die im Folgenden als Basiskodes bezeichnet werden. Diese Regeln werden im Laufe der nächsten Jahre Veränderungen erfahren.Daher dürfen die folgenden Überlegungen nur als Orientierungshilfe verstanden werden. Die Darstellung für die Erwachsenen erfolgt im Folgenden getrennt vom Bereich der Kinder- und Jugendpsychiatrie.

Basiskodes in der Erwachsenenpsychiatrie

1. Regel

Jeder Patient im Bereich der Erwachsenenpsychiatrie und -psychosomatik muss eine taggenaue Einstufung in die Komplexkodes Regelbehandlung (9-60), Intensivbehandlung (9-61), psychotherapeutische Behandlung (9-62) oder psychosomatisch-psychotherapeutische Komplexbehandlung (9-63) erhalten.

2. Regel

Diese Kodes dürfen für den gleichen Tag nicht parallel vergeben werden.

3. Regel

Die Zuordnung zu den Basiskodes folgt einem einfachen Algorithmus: Im ersten Schritt muss geprüft werden, ob die Kriterien einer Intensivbehandlung vorliegen. Wenn eines der folgenden Kriterien erfüllt ist, erfolgt die Zuordnung zur Intensivbehandlung. Die genaue Definition der einzelnen Kriterien erfolgt im Kapitel 7.

Kriterien:

- Anwendung besonderer Sicherungsmaßnahmen
- Akute Selbstgefährdung durch Suizidalität und schwer selbstverletzendes Verhalten
- Akute Fremdgefährdung
- Schwere Antriebsstörung (gesteigert oder reduziert)
- Keine eigenständige Flüssigkeits-/Nahrungsaufnahme

- Akute Selbstgefährdung durch fehlende Orientierung oder Realitätsverkennung
- Vitalgefährdung durch somatische Komplikationen

4. Regel

Es werden alle zutreffenden Merkmale addiert und ergeben jeweils einen einzelnen Kode (Intensivbehandlung mit einem Merkmal, mit zwei Merkmalen etc.). Bei gleichzeitigem Vorliegen einer akuter Fremdgefährdung und einer schwerer Antriebsstörung am dritten Tag erfüllt der Patient z. B. zwei Merkmale. An dem Tag, an dem sich die Anzahl der zutreffenden Merkmale ändert, muss ein neuer Kode vergeben werden.

5. Regel

Wenn keine Intensivbehandlung vorliegt: Dann muss ermittelt werden, ob im Erfassungszeitraum (meist die letzte Woche) der Anteil der ärztlichen und oder psychologischen Therapieeinheiten höher als 3 Therapieeinheiten lag. Ist dies der Fall, kann der Patient in den psychotherapeutischen Komplexkodes (9-62) eingeordnet werden.
Empfehlung:
Dies ist aber nicht zwingend notwendig. Wenn z. B. ein manischer Patient vier ärztliche Therapieeinheiten in einer Woche erhalten hat, sollte er trotz Überschreiten der drei Therapieeinheiten in die Regelbehandlung eingeordnet werden. Der Patient muss für den psychotherapeutischen Kode ausreichend motiviert und introspektionsfähig für eine psychotherapeutische Behandlung sein.

Hinw.: Wenn der Betrachtungszeitraum weniger als sieben Tage beträgt, müssen die drei Therapieeinheiten anteilig erbracht werden – oder es erfolgt eine Einstufung als Regelbehandlung.

6. Regel

Alternativ kommt die psychosomatisch-psychotherapeutische Komplexbehandlung (9-63) in Frage. Diese weist eine Reihe weiterer Anforderungen auf, die erreicht sein müssen. Da somit höhere Anforderungen erfüllt sein müssen, sollte immer dann, wenn eine „therapiezielorientierte Behandlung unter Leitung eines Facharztes für Psychosomatische Therapie und Psychotherapie" stattfindet, geprüft werden, ob die folgenden über die Regel 7 hinausgehenden Voraussetzungen erfüllt sind:

- Soziodemographische Daten entsprechend der Basisdokumentation zur Psychotherapie (Psy-BaDo)
- Schweregradeinschätzung entsprechend dem Beeinträchtigungsschwere-Score (BSS) und dem Global Assessment of Functioning Scale (GAF)
- Alternativ in psychodynamisch arbeitenden Kliniken: Achse II–IV der operationalisierten psychodynamischen Diagnostik (OPD-2)
- Alternativ in verhaltenstherapeutisch arbeitenden Kliniken: Verhaltensanalyse
- Wöchentliche Teambesprechung (Dauer: mindestens 60 Minuten/stationäre Einheit)
- Pre-/Post-Evaluation (Ergebnismessung)

Die weiteren Kriterien (wöchentliche fachärztliche Visite à 10 Minuten oder Festlegung der Hauptdiagnose) sollten von allen psychiatrischen und psychosomatischen Kliniken in Deutschland erfüllt werden.

7. Regel

Die Leistungen der Behandlungen können sowohl im stationären Setting, als auch im Lebensumfeld des Patienten erfolgen.

Basiskodes in der Kinder- und Jugendpsychiatrie

1. Regel

Bei jedem Patienten in der Kinder- und Jugendpsychiatrie muss eine taggenaue Einstufung in die Komplexkodes psychiatrisch-psychosomatische Regelbehandlung bei Kindern (9-65), psychiatrisch-psychosomatische Regelbehandlung bei Jugendlichen (9-66), psychiatrisch-psychosomatische Intensivbehandlung bei Kindern und Jugendlichen (9-67) oder psychiatrisch-psychosomatische Behandlung im besonderen Setting (Eltern-Kind-Setting) (9-68) erfolgen.

2. Regel

Diese Kodes dürfen für den gleichen Tag nicht parallel vergeben werden.

3. Regel

Immer dann, wenn die Bedingungen für einen Kode nicht mehr vorliegen (z. B. Intensivkode), muss der Kode in den zutreffenden geändert werden.

4. Regel

In der Kinder- und Jugendpsychiatrie muss **eines** der folgenden Kriterien erfüllt sein, um eine Zuordnung zum Intensivkode (9-67) möglich zu machen. Dies muss als erstes überprüft werden (die Definition erfolgt im Kapitel 7).

- Deutlich erhöhter Pflegeaufwand
- Erhöhter Einzelbetreuungsaufwand wegen mangelnder Gruppenfähigkeit
- Selbstgefährdung
- Fremdaggressives Verhalten mit deutlicher Beeinträchtigung des Gruppenmilieus
- Störungsbedingt nicht einschätzbarer, nicht kooperationsfähiger Patient
- Erforderliche Maßnahmen zur Gefahrabwendung
- Substanzbedingt erhöhter Betreuungsbedarf

5. Regel

Der Intensivkode darf auch im tagesklinischen Status vergeben werden.

6. Regel

Falls kein Intensivkode vorliegt, muss geklärt werden, ob eine „Psychiatrisch-psychosomatische Behandlung im besonderen Setting (Eltern-Kind-Setting) bei psychischen und psychosomatischen Störungen und Verhaltensstörungen bei Kindern und Jugendlichen" vorliegt (9-68). Die Kliniken können sich selbstverständlich auch entscheiden, diesen Kode vorrangig (vor dem Intensivkode) zu vergeben. Dazu müssen zwei Bedingungen erfüllt sein:

a. Es findet eine Behandlung von psychisch kranken Kindern oder retardierten Jugendlichen oder von Kindern/Jugendlichen mit psychischer Symptomatik gemeinsam mit Eltern und ggf. Geschwistern statt, wenn die Eltern-Kind-Dynamik einen wesentlichen Faktor zur Entstehung oder Aufrechterhaltung der Störung darstellt

b. Es kommen mindestens zwei Therapieverfahren aus dem Bereich der ärztlichen und psychologischen Behandlung und mindestens zwei Verfahren aus der pädagogisch-pflegerischen Betreuung und Behandlung bzw. aus den Therapieverfahren der Spezialtherapeuten zur Anwendung.

5.2 Die Erfassung von Therapieeinheiten

In einer wöchentlichen Rhythmik sind Therapieeinheiten zu erfassen. Jede Woche sind dann vier getrennte Kodes zu ermitteln – getrennt für die Ärzte, die Psychologen, die Pflegekräfte und die sog. Spezialtherapeuten (z. B. Ergotherapeuten, Sozialarbeiter etc.).

Hinw.: Bei der Erfassung der Therapieeinheiten sind einige Regeln zu beachten. Vermutlich werden diese Regeln zu einem späteren Zeitpunkt in den Kodierrichtlinien festgeschrieben. Dabei kann es sein, dass es zu Abweichungen zu den hier formulierten Regeln kommt. Diese können nur solange als Hinweis gelten, wie es keine explizite Regelformulierung gibt.

---

1. Regel

Als Therapieeinheiten können nur unmittelbar am Patienten erbrachte Leistungen dokumentiert werden. Dies bedeutet, dass die Erstellung von Dokumenten (Gutachten, Arztbriefe), Besprechungen, Verlaufsdokumentationen und Telefonate mit Dritten nicht berücksichtigt werden können.

Ausnahmen:

Gespräche mit Angehörigen, Betreuern, Richtern und Behördenvertreter im Erwachsenenbereich, in der Kinder- und Jugendpsychiatrie zusätzlich auch Gespräche mit der Pflegefamilie oder

Bezugspersonen aus der Jugendhilfe. Alle diese Kontakte setzen nicht die Anwesenheit des Patienten voraus.

2. Regel

Alle therapeutischen Aktivitäten, die unmittelbar am Patienten erbracht werden, sind als Therapieeinheiten zu werten, wenn sie eine Zeitdauer von 25 Minuten erreichen (in der Kinder- und Jugendpsychiatrie 15 Minuten). Somit sind auch begleitete Belastungsausgänge, therapeutische Spaziergänge, gemeinsames Spielen im Rahmen der milieutherapeutischen Behandlung und die Begleitung zu Konsilen als Therapieeinheiten zu werten. Gleichzeitig wird es vermutlich Grenzen geben, bei denen professionelle Tätigkeiten am Patienten nicht als Therapieeinheiten aufzufassen sind. Diese werden vermutlich erst in den nächsten Jahren definiert werden, wenn es zu Prüfungen (und damit möglicherweise unterschiedlichen Auffassungen) der medizinischen Dienste (MDK) kommt. Ein Anhaltspunkt könnte sein, dass die Begleitung einer Gruppe von gerontopsychiatrischen Patienten beim Essen (durch das Pflegepersonal) nicht als Therapieeinheit aufgefasst werden sollte.

3. Regel

Die Zeitdauer von 25 Minuten (in der Kinder- und Jugendpsychiatrie 15 Minuten) muss am Stück von einem Therapeuten erbracht werden. Kleine Unterbrechungen (z. B. kurzes Telefonat) sind aber zulässig.

Es ist nicht möglich, Therapiezeiten zu addieren (z. B. 5 x 5 Minuten) oder auf zwei Personen zu verteilen (z. B. drei Ärzte, die gemeinsam an einer 10-minütigen Visite teilnehmen).

4. Regel

Wenn zwei Therapeuten gleichzeitig mit einem Patienten oder einer Gruppe arbeiten, können beide ihre jeweilige Therapieeinheit kodieren. Wenn Einzel- oder Gruppengespräche von mehr als zwei Therapeuten durchgeführt werden, bleibt die Erfassung von Leistungen auf maximal zwei Personen begrenzt.

5. Regel

Psychotherapeutische Gruppen mit 13–18 Teilnehmern dürfen nur als Therapieeinheiten gewertet werden, wenn die Gruppen von zwei Therapeuten (aus der Berufsgruppe der Ärzte oder Psychologen) geleitet werden.

6. Regel

Therapiezeiten werden immer abgerundet. Wenn ein Therapeut z. B. 30 Minuten mit einem Patienten spricht, ist dies eine Therapieeinheit. Die weiteren 5 Minuten werden nicht explizit erfasst.

7. Regel

Die Erfassung von Gruppentherapien ist bis zu einer Größe der Gruppe von 18 Personen (Kinder- und Jugendpsychiatrie: 15) möglich. Bei größeren Gruppen können bei allen Patienten keine Therapieeinheiten erfasst werden.
Bei gruppenpsychotherapeutischen Leistungen ist explizit formuliert, dass diese Leistungen durch Ärzte oder Psychologen erfolgen müssen. Andere Leistungen können von allen Berufsgruppen erbracht werden.
Die Berechnung der Therapieeinheiten für die Gruppentherapie erfolgt nach einer Tabelle, die im Kapitel 11 eingefügt ist.

8. Regel

Die Gruppe darf nur dann gewertet werden, wenn sie maximal 18 (in der Kinder- und Jugendpsychiatrie 10, bei zwei Therapeuten 15) Teilnehmer hat. Gruppen, die 19 (bzw. 11, bei zwei Therapeuten 16 in der Kinder- und Jugendpsychiatrie) und mehr Teilnehmer haben, finden bei der Berechnung der Therapieeinheiten keine Berücksichtigung. In der Erwachsenenpsychiatrie sind bei psychotherapeutischen Angeboten von 13–18 Teilnehmern immer zwei Therapeuten gefordert.

9. Regel

Es werden alle Leistungen von Personen anerkannt, die die Ausbildung der jeweils genannten Berufsgruppe abgeschlossen haben und gleichzeitig in einem der Berufsgruppe entsprechendem Beschäftigungsverhältnis stehen. Damit dürfen Leistungen von

Mitarbeitern in Ausbildung nicht als Therapieeinheit gewertet werden.
Psychologen im Praktikum/in Ausbildung oder Pflegeschüler (und andere Auszubildende), aber auch fachspezifisch nicht ausgebildete Mitarbeiter (z. B. Stationshilfen, Zivildienstleistende, Reinigungspersonal) dürfen ihre Arbeit nicht als Therapieeinheiten erfassen. Dies verändert nicht die hausspezifischen Regelungen, in welcher Art und Weise sie an der Behandlung der Patienten und der Dokumentation beteiligt sind.
Die Regel bedeutet aber auch, dass die Therapieeinheiten eines Psychologen im Praktikum, sobald eine Bezahlung entsprechend seines Grundberufes erfolgt, Berücksichtigung finden.

10. Regel
Die Liste der therapeutischen Aktivitäten, die als Therapieeinheiten erfasst werden müssen, ist lang. Sie wurden so formuliert, dass alle Therapien Berücksichtigung finden sollten.
Empfehlung:
Alle therapeutischen Aktivitäten, auch wenn sie sich nicht explizit als Schlagwort in den jeweiligen Aufzählungen finden, sollten Berücksichtigung bei der Ermittlung der Anzahl der Therapieeinheiten finden.
Auch therapeutische Leistungen, die im diagnostischen Bereich erbracht worden sind, sind als Therapieleistungen zu kodieren.
Dies schließt nicht aus, dass es zu einem späteren Zeitpunkt mit den medizinischen Diensten der Krankenkassen zu Auseinandersetzungen kommen könnte, ob einzelne Therapien zu Unrecht Berücksichtigung gefunden haben.

11. Regel
Einzel- und Gruppentherapieeinheiten werden über den jeweiligen Betrachtungszeitraum (meist eine Woche) addiert und sind so Grundlage für die Vergabe des Therapieeinheiten-Kodes. Dabei können maximal acht Kodes pro Beobachtungszeitraum kodiert werden (4 x einzeln, 4 x Gruppe für die unter 1 genannten Berufsgruppen).

5.3 Die psychiatrischen und psychosomatischen Zusatzkodes

Die Basiskodes können mit verschiedenen Zusatzkodes kombiniert werden. Diese stellen einen (tagesbezogenen) erheblichen Zusatzaufwand dar und können nicht über die Therapieeinheiten abgebildet werden.

9-640 Erhöhter Behandlungsaufwand bei psychischen und psychosomatischen Störungen und Verhaltensstörungen bei Erwachsenen

9-641 Kriseninterventionelle Behandlung bei psychischen und psychosomatischen Störungen und Verhaltensstörungen bei Erwachsenen

9-642 Integrierte klinisch-psychosomatisch-psychotherapeutische Komplexbehandlung bei psychischen und psychosomatischen Störungen und Verhaltensstörungen bei Erwachsenen

9-643 Psychiatrisch-psychotherapeutische Behandlung im besonderen Setting (Mutter/Vater-Kind-Setting)

9-645 Indizierter komplexer Entlassungsaufwand bei psychischen und psychosomatischen Störungen und Verhaltensstörungen bei Erwachsenen

9-647 Spezifische qualifizierte Entzugsbehandlung Abhängigkeitskranker bei Erwachsenen

9-694 Spezifische Behandlung im besonderen Setting bei substanzbedingten Störungen bei Kindern und Jugendlichen

9-692 Indizierter komplexer Entlassungsaufwand bei psychischen und psychosomatischen Störungen und Verhaltensstörungen bei Kindern und Jugendlichen

9-693 Intensive Beaufsichtigung mit Überwachung in einer Kleinstgruppe oder Einzelbetreuung bei psychischen und psychosomatischen Störungen und Verhaltensstörungen bei Kindern und Jugendlichen

9-694 Spezifische Behandlung im besonderen Setting bei substanzbedingten Störungen bei Kindern und Jugendlichen

9-984 Pflegebedürftigkeit

Es findet sich zusätzlich ein Kode zur Erfassung von Hometreatment und halbtägiger klinischer Behandlung (9-644 für Erwachsene), welcher nur in Modellprojekten angewendet werden.

9-640, 9-640.1 Welche Bedingungen müssen erfüllt sein, um den erhöhten Behandlungsaufwand zu kodieren?

1. Regel

Ein erhöhter Betreuungsaufwand kann kodiert werden, wenn mindestens 2 h am Stück eine 1:1-Betreuung (9-640.0) stattfindet. Es muss aus der Dokumentation hervorgehen, dass die Betreuung durchgängig erfolgte.

2. Regel

Es ist unklar, ob diese Leistung mittels Kameraüberwachung oder über ein Sichtfenster erfolgen kann. Da auch diese Formen der intensiven Begleitung mit einer durchgängigen Personalbindung verknüpft sind, sollte eine Anerkennung erfolgen. Erste MDK-Prüfungen zeigen, dass dies so nicht von allen MDKs gesehen wird.

3. Regel

Unter 1:1-Betreuung sind nicht viele therapeutische Kurzkontakte unterhalb von 25 Minuten zu verstehen.

4. Regel

Der erhöhte Betreuungsaufwand ist bei Patienten anzuwenden, die als wesentliches Merkmal eine erhöhte Fremd- oder Selbstgefährdung aufweisen. Es ist eine tägliche ärztliche Dokumentation der Gefährdung notwendig. Die Dokumentation der Pflege sollte diese Einschätzung unterstützen.

5. Regel

Wenn zwei (oder mehr) Personen eine Intensivbetreuung eines einzelnen Patienten durchführen, können diese Zeiten in der Einzelbetreuung (9-640.0) addiert werden.

9-641 Wann kann der kriseninterventionelle Behandlungskode für Erwachsene verwendet werden?

1. Regel
Es müssen an einem Tag mindestens 1 h Einzelgespräche von Ärzten und/oder Psychologen (9-641.0) oder von Spezialtherapeuten und/oder Pflegefachpersonen (9-641.1) stattfinden. Die Kodes 9-641.0 und 9-641.1 könnten am gleichen Tag vergeben werden. Dabei bedarf es einer psychosozialen oder psychischen Krise, die als solche aus der Dokumentation nachvollziehbar ist.

2. Regel
Es erfolgen vordringliche, ungeplante (außerhalb des vorgegebenen Therapieplans), Orientierung gebende, einzeltherapeutische Kontakte (ggf. auch durch 2 Therapeuten oder Pflegefachpersonen) mit dem Patienten und/oder den Kontaktpersonen des Patienten. Diese Zeit kann **nicht** für die Berechnung der Therapieeinheiten (9-649 ff.) oder für anderer Zusatzkodes (9-640 ff.) angerechnet werden.

3. Regel
Die tägliche ärztliche/psychologische Befunderhebung und ggf. ärztliche Anordnung zur Einleitung oder Fortführung der Behandlungsmaßnahme ist notwendig. Dies ist Teil der therapeutischen Kontakte.

4. Regel

Es gibt keine Mindestdauer bzgl. der einzelnen Gespräche. Es ist folglich auch denkbar, dass 20 kurze Einzelkontakte zu 5 Minuten diesen Kode auslösen.

5. Regel
Ab dem Jahr 2014 ist eine Staffelung der Leistungen des kriseninterventionellen Kodes möglich. Kriseninterventionen können in den Stufen 1–1,5 h; 1,5–3 h, 3–4,5 h und 4,5–6 h, > 6 h kodiert werden.

Der kriseninterventionelle Zusatzkode soll anhand von zwei klinischen Beispielen erläutert werden:

Beispiel 1

Ein Patient mit selbstverletzendem Verhalten kommt aus einem Belastungsurlaub auf die Station, in dem er einen heftigen Streit mit seiner Partnerin hatte. Er wird über zwei Stunden von einer Pflegekraft begleitet (Gespräche, Motivation zur Anwendung verschiedener Skills, gemeinsames Spazierengehen). Damit ist es möglich, den Selbstverletzungsdruck zu reduzieren und die Krise zu bewältigen.

Beispiel 2

Bei einem Tag zuvor aufgenommenen Patienten droht die Wohnungsräumung. Der Patient ist erregt, tief verunsichert und kann nur durch mehrere Einzelgespräche im Laufe des Tages beruhigt werden.

9-642 Welche Voraussetzungen müssen bei der integrierten klinisch-psychosomatisch-psychotherapeutischen Komplexbehandlung bei psychischen und psychosomatischen Störungen und Verhaltensstörungen bei Erwachsenen vorliegen?

Es müssen gleichzeitig eine intensive Diagnostik und Therapie bei Vorliegen von somatischen Erkrankungen mit psychischer Begleitkomponente oder somatoformen Störungen stattfinden.
Das Krankenhaus muss über 24 Stunden die Infrastruktur einer Abteilung für Anästhesie und Intensivmedizin, Klinik für Innere Medizin oder einer anderen somatischen Fachabteilung beinhalten. Zusätzlich muss auch rund um die Uhr ein Notfalllabor zur Verfügung stehen.
Drei Mal am Tag muss eine Bezugspflege Kontakt zu dem Patienten aufnehmen und ggf. eine Anpassung des Behandlungsplans vornehmen.
Dieser Kode kann von psychiatrischen und psychosomatischen Abteilungen angewendet werden. Es ist keine Voraussetzung, dass ein Facharzt für psychosomatische Medizin vorhanden ist.
Dieser Kode muss in jeder Zeiteinheit kodiert werden, in der die Kodes 9-60, 9-61, 9-62 oder 9-63 erfasst werden. Folglich muss mindestens einmal pro Woche die Erfassung erfolgen.

9-643 Welche Anforderungen müssen erfüllt sein, um die Mutter/Vater-Kind-Behandlung als Zusatzkode zu verschlüsseln?

1. Regel

Es muss eine qualifizierte Diagnostik der Eltern-Kind-Interaktion stattfinden.

2. Regel

Die räumlichen Bedingungen müssen eine gleichzeitige Aufnahme des Kindes im Alter bis vier Jahren möglich machen.

3. Regel

Besondere personelle Voraussetzungen müssen erfüllt sein. So müssen ggfs. Hebammen zur Verfügung stehen, Kinderärzte oder Jugendpsychiater zumindest konsiliarisch kontaktiert werden können und eine fachübergreifende konsiliarische Betreuung (9-643) stattfinden.

4. Regel

Es handelt sich um einen Zusatzkode, der einmal pro Aufenthalt vergeben werden kann.

9-645 Wann kommt der indizierte komplexe Entlassungsaufwand zum Tragen?

Diese Kodes erfassen den zeitlichen Aufwand einer komplexen Entlassung. Die Erfassung dieses Kodes stellt für sich genommen eine große Herausforderung dar, da er potentiell mit anderen Kodes interferiert und außerdem bisher noch unklare Formulierungen vorliegen.

1. Es findet sich eine Erfassung von Zeiteinheiten, die addiert werden müssen, dann aber nicht im Rahmen der Therapieeinheiten berücksichtigt werden dürfen.

2. Es ist eine differenzierte Diagnostik des Funktionsniveaus sowie des poststationären Versorgungsbedarfs und eine Überprüfung des Entlassungsplanes und eine Überprüfung

des Entlassungsplanes 1 bis 3 Tage vor Entlassung notwendig.

Die Erfassung der Zeiten erfolgt tagesbezogen. Unterhalb von einer Stunde finden die Zeiten in diesem Kode keine Berücksichtigung.

Dabei geht es konkret um folgende Leistungen:

- Unterstützung des Wohnsitzwechsels (z. B. bei Heimeintritt, begleitete Besuche, Beschaffung von Einrichtungsgegenständen).
- Ein oder mehrere Hausbesuche vor Entlassung, die im unmittelbaren inhaltlichen Zusammenhang mit der Entlassung stehen.
- Organisation nachbetreuender Dienste und/oder Überleitungsmanagement (z. B. Hilfeplankonferenzen, Überleitungsgespräche).
- Unterstützung bei schwieriger Wohnsituation (z. B. Vermietergespräche, Besuche in der Nachbarschaft, Besuch eines Rechtsbeistandes).
- Unterstützung der beruflichen Wiedereingliederung (z. B. stundenweise begleitete Belastungserprobungen im Arbeitsumfeld, Durchführung von oder Begleitung zu Gesprächen mit dem Arbeitgeber).
- Unterstützung von Angehörigen (gezielte Anleitung und/oder Edukation für die Entlassung, z. B. Erarbeitung eines konkreten Tagesplanes, Begleitung von stundenweisen Belastungserprobungen, Familiengespräche).

Es besteht Sorge, dass dieser Kode von den Krankenkassen genutzt werden könnte, um Patienten zu entdecken, die vorrangig wegen Problemen bei Entlassung (und nicht wegen der medizinischen Behandlung) sich noch im Krankenhaus befinden.

9-647 Spezifische qualifizierte Entzugsbehandlung Abhängigkeitskranker bei Erwachsenen

und

9-694 Spezifische Behandlung im besonderen Setting bei substanzbedingten Störungen bei Kindern und Jugendlichen

1. Regel
Diese Kodes sind parallel zu den sog. Basiskodes zu vergeben.

2. Regel
Die Anzahl der Tage, auf die diese Kodes zutreffen, ist genau anzugeben.

3. Regel
Wenn der Entzug eine spezifische Behandlung bei substanzbedingter Störung länger als 28 Tage dauert, ist der jeweilige Kode ein zweites Mal zu vergeben.

4. Regel
Es ist ein langer Kriterienkatalog zu erfüllen (Information und Aufklärung über Abhängigkeitserkrankungen, Förderung der Veränderungsbereitschaft, soziale Stabilisierung, Motivierung zur problemspezifischer Weiterbehandlung, Informationen über Selbsthilfegruppen im Erwachsenenalter). Es muss aus der Dokumentation eindeutig hervorgehen, dass diese Kriterien alle erfüllt sind. Dabei beziehen sich die Kriterien auf den Gesamtaufenthalt.

5. Regel
Es gibt keine Mindestdauer der Behandlung.

6. Regel
Bei Fallzusammenführungen findet das Zählen der Tage immer aufenthaltsbezogen statt (2 Aufenthalte, die im Rahmen der Fallzusammenführungen zusammen gezogen werden = 2 Kodes).

9-693 Intensive Beaufsichtigung mit Überwachung in einer Kleinstgruppe oder Einzelbetreuung bei psychischen und psychosomatischen Störungen und Verhaltensstörungen bei Kindern und Jugendlichen

1. Regel
Es wird zwischen Einzel- und Gruppenbegleitung unterschieden. Begleitung ist im Sinne von „Sichtkontakt" zu verstehen.

2. Regel
Dieser Kode muss jeden Tag, an dem er erfüllt ist, einzeln kodiert werden.

3. Regel
Im Zentrum geht es um die intensive Einzelbegleitung ab 2 h/Tag, die nicht als Therapieeinheiten zu kodieren sind. Der Kode ist deutlich weiter gefasst als die 1:1-Betreuung im Erwachsenenalter. Kriterien wie Fremd- oder Selbstgefährdung müssen nicht erfüllt sein.

4. Regel
Die Indikation für die Begleitung muss in der Dokumentation hinterlegt werden.

9-984.69-984.b Pflegebedürftigkeit

1. Regel
Dieser Kode ist immer dann zu vergeben, wenn ein Pflegegrad vorliegt oder beantragt wurde.

2. Regel
Wenn eine Pflegestufe vorliegt und eine Höherstufung beantragt wurde, sind zwei Kodes (einschließlich 9-984.4) zu vergeben.

3. Regel
Im Jahr 2017 kam es zu einem Wechsel von Pflegestufen zu Pflegeraden. Die Überleitungstabelle sieht wie folgt aus:

Von	Nach
Pflegestufe 0	Pflegegrad 2
Pflegestufe I	Pflegegrad 2
Pflegestufe I mit eingeschränkter Alltagskompetenz	Pflegegrad 3

Von	Nach
Pflegestufe II	Pflegegrad 3
Pflegestufe II mit eingeschränkter Alltags-kompetenz	Pflegegrad 4
Pflegestufe III	Pflegegrad 4
Pflegestufe III/Härtefall	Pflegegrad 5
Pflegestufe III mit eingeschränkter Alltags-kompetenz	Pflegegrad 5

5.4 Änderungen 2017 zu 2018

Behandlung bei psychischen und psychosomatischen Störungen und Verhaltensstörungen bei

Erwachsenen

- Konkretisierung der Mindestmerkmale der Kodes für die Intensivbehandlung (9-61 ff.)
- Streichung der Zusatzkodes für die Betreuung in der Kleinstgruppe (9-640.1 ff.)
- Streichung der Zusatzkodes für den erhöhten Aufwand bei drohender oder bestehender psychosozialer Notlage (9-646 ff.)
- Streichung der Zusatzkodes für den erhöhten therapieprozessorientierten patientenbezogenen Supervisionsaufwand (9-648 ff.)
- Die psychotherapeutische Komplexbehandlung kann auch dann kodiert werden, wenn ein Facharzt für psychosomatische Medizin vorhanden ist (9-62ff)
- Es ist bei der psychosomatisch-psychotherapeutischen Komplexbehandlung nicht mehr zeitlich definiert, wie lange die Facharztvisite dauern muss (9-63ff)

Behandlung bei psychischen und psychosomatischen Störungen und Verhaltensstörungen bei

Kindern und Jugendlichen

- Zusammenlegung der Kodes für die psychiatrisch-psychosomatische Regelbehandlung bei Kindern und bei Jugendlichen (9-656) und Streichung des Kodes für die psychiatrisch-psychosomatische Regelbehandlung bei Jugendlichen (9-666)
- Streichung der Zusatzkodes für die kriseninterventionelle Behandlung (9-690 ff.)
- Streichung der Zusatzkodes für den indizierten komplexen Entlassungsaufwand (9-692 ff.)
- Konkretisierung der Mindestmerkmale der Kodes für den erhöhten Betreuungsaufwand (9-693 ff.)
- Streichung der Zusatzkodes für den erhöhten therapieprozessorientierten patientenbezogenen Supervisionsaufwand (9-695 ff.)

Andere Behandlung bei psychischen und psychosomatischen Störungen und Verhaltensstörungen bei Erwachsenen

1. Einführung neuer Kodes für die stationsäquivalente psychiatrische Behandlung bei Erwachsenen (9-701 ff.)
2. Andere Behandlung bei psychischen und psychosomatischen Störungen und Verhaltensstörungen bei Kindern und Jugendlichen
3. Einführung neuer Kodes für die stationsäquivalente psychiatrische Behandlung bei Kindern und Jugendlichen (9-801 ff.)

6 Relevante Einzel-OPS-Kodes für die Psychiatrie und Psychosomatik

Der Operationen- und Prozedurenschlüssel enthält mehr als 25.000 Kodes, die grundsätzlich auch der Psychiatrie und Psychosomatik für die Kodierung zur Verfügung stehen. Einzig Kodes, denen der Passus „Ein Kode aus diesem Bereich ist nur für Leistungen anzugeben, die in Einrichtungen im Geltungsbereich des § 17b KHG erbracht wurden" vorangestellt ist, dürfen nicht verwendet werden. Darüber hinaus ist aber immer genau zu prüfen, ob alle Voraussetzungen des jeweiligen Kodes erfüllt sind.

Solange das Kalkulationsverfahren noch nicht abgeschlossen ist, kann noch nicht prognostiziert werden, ob und in welchem Maße weitere OPS-Kodes zu höheren Erlösen führen werden. Gleichzeitig bilden einige OPS-Kodes kostenrelevante Leistungen ab, so dass im Sinne einer angemessenen Leistungsdarstellung diese erfasst werden sollten.

Viele Leistungen, die von den Stationen erbracht werden, müssen nicht kodiert werden. Der Grund dafür ist, dass die Kosten der Einzelleistungen zu gering sind oder nahezu alle Patienten diese Leistung erhalten. Damit helfen diese Leistungen nicht, die Kosten, die in der Arbeit mit Patienten entstehen, zu differenzieren.

Folgende Prozeduren dürfen nicht gesondert kodiert werden:

- Aufnahme- und Kontrolluntersuchung
- Visite
- Blutentnahme
- Gipsverbände mit Ausnahme aufwändiger Gipsverbände (8-310)
- Verbände, außer bei großflächigen und schwerwiegenden Hauterkrankungen (8-191)
- Medikamentöse Therapie
  außer: antiretrovirale Therapie
- Echokardiographie
- Ruhe-EKG
- Langzeit-EKG

- Belastungs-EKG
- 24-Stunden-Blutdruckmessung
- Legen einer Magensonde
- Legen eines transurethralen Blasenkatheters
- Subkutane Medikamentengabe, z. B. Heparin
- Konventionelle Röntgenuntersuchungen
- Lungenfunktionstest mit Ausnahme von pneumologischen Funktionsuntersuchungen
- Blutgasanalyse in Ruhe
- Atemgasanalyse
- Sonographien mit Ausnahme der Endosonographie und der komplexen differentialdiagnostischen Sonographie mit digitaler Bild- und Videodokumentation

Gibt es weitere Einzelkodes, die nicht verwendet werden können?

Ja, es gibt ganze Kapitel mit OPS-Kodes, die für die Verwendung in der Psychiatrie und Psychosomatik ausgeschlossen wurden. Dies betrifft vor allem die beiden folgenden Bereiche:

9-40	Psychosoziale, psychosomatische und neuropsychologische Therapie
9-41	Psychotherapie

Diese Kapitel sind mit dem Hinweis versehen, dass „ein Kode aus diesem Bereich nur für Leistungen anzugeben ist, die in Einrichtungen im Geltungsbereich des § 17b KHG erbracht wurden." Dies bedeutet, dass nur somatische Abteilungen diese Kodes verwenden können.

Aus dem OPS-Gesamtkatalog findet sich im Folgenden eine Auswahl von Einzel-OPS-Kodes, die in psychiatrischen und psychosomatischen Einrichtungen häufiger erbracht werden bzw. deren Voraussetzungen zumindest in einzelnen Einrichtungen erfüllt werden. Die Liste hat kein Anspruch auf Vollständigkeit, sondern kann nur Ideen vermitteln, welche OPS-Kodes ggf. kodiert werden können.

1 Diagnostische Verfahren

1-203	Invasive Diagnostik des Nervensystems
1-203.2	L-Dopa-Test
1-204	Untersuchung des Liquorsystems
1-204.2	Lumbale Liquorpunktion zur Liquorentnahme
1-205	Elektromyographie (EMG) Inkl.: Ausführliches Nadel-EMG Neuromuskuläre Frequenzbelastung Einzelfaser-EMG Makro-EMG Mehrkanalige EMG-Ableitung
1-207	Elektroenzephalographie (EEG)
1-207.0	Routine-EEG (10/20 Elektroden) Inkl.: Provokationsmethoden
1-630	Diagnostische Ösophagoskopie
1-631	Diagnostische Ösophagogastroskopie
1-632	Diagnostische Ösophagogastroduodenoskopie
1-650	Diagnostische Koloskopie
1-650.0	Partiell
1-650.1	Total, bis Zäkum
1-650.2	Total, mit Ileoskopie
1-77	Palliativmedizinische und geriatrische Funktionsuntersuchung
1-770	Multidimensionales geriatrisches Screening und Minimalassessment Exkl.: Standardisiertes geriatrisches Basisassessment (1-771) Geriatrische frührehabilitative Komplexbehandlung (8-550)

Hinw.: Hier soll die Kurzform des Basisassessments kodiert werden. Die Anwendung dieses Kodes setzt die Untersuchung von mindestens drei Bereichen (z. B. Mobilität, Selbsthilfefähigkeit und Kognition) voraus, die mit standardisierten Messverfahren untersucht werden.

1-771 Standardisiertes geriatrisches Basisassessment (GBA)
Exkl.: Geriatrische frührehabilitative Komplexbehandlung (8-550)

Hinw.: Die Anwendung dieses Kodes setzt die Untersuchung von mindestens fünf Bereichen (z. B. Mobilität, Selbsthilfefähigkeit, Stimmung, Ernährung, Kontinenz, Kognition und soziale Situation) voraus, die mit standardisierten Messverfahren untersucht werden.

3 Bildgebende Diagnostik

3-20 Computertomographie (CT), nativ

Hinw.: Eine durchgeführte Biopsie ist gesondert zu kodieren (1-40 ff.).

3-200 Native Computertomographie des Schädels
Inkl.: Kraniozervikaler Übergang
3-201 Native Computertomographie des Halses
3-202 Native Computertomographie des Thorax
3-203 Native Computertomographie von Wirbelsäule und Rückenmark
3-204 Native Computertomographie des Herzens
3-205 Native Computertomographie des Muskel-Skelett-Systems
Inkl.: Gelenke
3-206 Native Computertomographie des Beckens
3-207 Native Computertomographie des Abdomens
3-208 Native Computertomographie der peripheren Gefäße
3-20x Andere native Computertomographie
3-22 Computertomographie (CT) mit Kontrastmittel

Hinw.: Eine durchgeführte Biopsie ist gesondert zu kodieren (1-40 ff.) Die in gleicher Sitzung durchgeführte native Computertomographie ist im Kode enthalten.

3-220 Computertomographie des Schädels mit Kontrastmittel
Inkl.: Kraniozervikaler Übergang

3-221 Computertomographie des Halses mit Kontrastmittel

3-222 Computertomographie des Thorax mit Kontrastmittel
Inkl.: Computertomographie der A. pulmonalis mit Kontrastmittel

3-223 Computertomographie von Wirbelsäule und Rückenmark mit Kontrastmittel

3-72 Single-Photon-Emissionscomputertomographie (SPECT)

3-720 Single-Photon-Emissionscomputertomographie des Gehirns

3-720.0 Mit Perfusionsmarkern

3-720.1 Mit rezeptorgerichteten Substanzen

.10 Mit Dopamin-Transporter-Liganden
inkl.: SPECT mit Jod-123-Ioflupan

.11 Mit Dopamin-Rezeptor-Liganden
inkl.: SPECT mit 123-Jodbenzamiden (IBZM)

.1x Mit sonstigen rezeptorgerichteten Substanzen

3-80–3-84 Magnetresonanztomographie (MRT)

Hinw.: Die Anwendung von 3D/4D-Technik und die intraoperative Anwendung der Verfahren sind gesondert zu kodieren (3-99). Die zusätzliche quantitative Bestimmung von Parametern ist gesondert zu kodieren (3-993). Die virtuelle 3D-Rekonstruktionstechnik ist gesondert zu kodieren (3-994).

3-80 Magnetresonanztomographie (MRT), nativ

Hinw.: Eine durchgeführte Biopsie ist gesondert zu kodieren (1-40 ff.).

3-800 Native Magnetresonanztomographie des Schädels
inkl.: Kraniozervikaler Übergang
Gesichtsschädel
Exkl.: Magnetresonanz-Ventrikulographie (3-840)

3-801 Native Magnetresonanztomographie des Halses

3-802 Native Magnetresonanztomographie von Wirbelsäule und Rückenmark
Exkl.: Magnetresonanz-Myelographie (3-841)

3-804 Native Magnetresonanztomographie des Abdomens

3-805 Native Magnetresonanztomographie des Beckens

3-806 Native Magnetresonanztomographie des Muskel-Skelett-Systems

3-82 Magnetresonanztomographie (MRT) mit Kontrastmittel

Hinw.: Eine durchgeführte Biopsie ist gesondert zu kodieren (1-40 ff.). Die in gleicher Sitzung durchgeführte native Magnetresonanztomographie ist im Kode enthalten.

3-820 Magnetresonanztomographie des Schädels mit Kontrastmittel
inkl.: Kraniozervikaler Übergang
Gesichtsschädel
Exkl.: Magnetresonanz-Ventrikulographie (3-840)

3-821 Magnetresonanztomographie des Halses mit Kontrastmittel

3-822 Magnetresonanztomographie des Thorax mit Kontrastmittel

3-823 Magnetresonanztomographie von Wirbelsäule und Rückenmark mit Kontrastmittel

3-825 Magnetresonanztomographie des Abdomens mit Kontrastmittel

3-826 Magnetresonanztomographie des Muskel-Skelett-Systems mit Kontrastmittel

6-006 Applikation von Medikamenten, Liste 6:

6-006.a Paliperidon, intramuskulär

6-006.a0	75 mg bis unter 125 mg
6-006.a1	125 mg bis unter 175 mg
6-006.a2	175 mg bis unter 250 mg
6-006.a3	250 mg bis unter 325 mg
6-006.a4	325 mg bis unter 400 mg
6-006.a5	400 mg bis unter 475 mg
6-006.a6	475 mg bis unter 550 mg
6-006.a7	550 mg bis unter 625 mg
6-006.a8	625 mg bis unter 700 mg
6-006.a9	700 mg bis unter 775 mg
6-006.aa	775 mg bis unter 850 mg
6-006.ab	850 mg bis unter 925 mg
6-006.ac	925 mg bis unter 1.000 mg
6-006.ad	1.000 mg bis unter 1.075 mg
6-006.ae	1.075 mg bis unter 1.150 mg
6-006.af	1.150 mg bis unter 1.225 mg
6-006.ag	1.225 mg und mehr

Cave

Die Angaben beziehen sich auf die Gesamtdosis während eines Aufenthaltes!

8-13	Manipulationen am Harntrakt
8-132	Manipulationen an der Harnblase
8-132.0	Instillation Exkl.: Instillation von zytotoxischen Medikamenten in die Harnblase (8-541.4)
8-132.1	Spülung, einmalig
8-132.2	Spülung, intermittierend

8-548 Hochaktive antiretrovirale Therapie [HAART]

Hinw.: Antiretrovirale Substanzen sind hier Medikamente zur Behandlung von HIV-Infektionen, z. B. Proteasehemmer, Fusionsinhibitoren, Nukleosidanaloga und nicht nukleosidale RT-Inhibitoren.

8-548.0 Mit 2 bis 4 Einzelsubstanzen
8-548.1 Mit 5 oder mehr Einzelsubstanzen

8-63–8-66 Elektrostimulation, Elektrotherapie und Dauer der Behandlung durch fokussierten Ultraschall

8-63 Elektrostimulation des Nervensystems
8-630 Elektrokrampftherapie (EKT)
8-630.2 Grundleistung

Hinw.: Zur Grundleistung gehören die fachärztliche Indikationsstellung, die Aufklärung und die Durchführung der ersten Elektrokrampftherapie-Sitzung. Diese ist nicht gesondert zu kodieren. Die Durchführung erfolgt unter Muskelrelaxation in Narkose. Dieser Kode ist nur einmal pro stationären Aufenthalt anzugeben.

8-630.3 Therapiesitzung
Inkl.: Erhaltungs-EKT

Hinw.: Dieser Kode ist unabhängig von der Gesamtzahl der Stimulationen einmal pro Therapiesitzung anzugeben.

8-632 Repetetive transkranielle Magnetstimulation [rTMS]
8-632.0 Grundleistung

Hinw.: Zur Grundleistung gehören die fachärztliche Indikationsstellung, die Aufklärung, die Planung und die Durchführung der ersten Therapiesitzung mit repetetiver transkranieller Magnetstimulation. Diese ist nicht gesondert zu kodieren. Dieser Kode ist nur einmal pro stationären Aufenthalt anzugeben. Ungeklärt ist, wie in welchem Intervall insbesondere die Aufklärung bei Erhaltungs-EKT durchzuführen ist (z. B. bei monatlichen Erhaltungs-EKT).

8-632.1 Therapiesitzung
Inkl.: Erhaltungs-rTMS

Hinw.: Dieser Kode ist unabhängig von der Gesamtzahl der Stimulationen einmal pro Therapiesitzung anzugeben.

8-632.9 N.n.bez.

Hinw.: Neurostimulation: Einen Sonderfall stellt die Vagus-Nerv-Stimulation dar. Dabei handelt es sich um ein zugelassenes invasives Neurostiumlationsverfahren zur Behandlung von therapieresistenten depressiven Störungen. Die Implantation wird dabei über eine chirurgische Abteilung erfolgen und somit über eine DRG vergütet.

Folgende OPS-Kodes stehen zur Verfügung:

5-059.c8	Für die Implantation und Wechsel mit Elektrode
5-059.d8	Wechsel ohne Elektrode
5-059.84	Für den Elektroden-Wechsel oder Implantation
5-059.h1	Für die Funktionalität des Stimulators bei Epilepsie und Depression

7 Definition der Patientenmerkmale im Intensivkode

Nachdem bis zum Jahr 2012 keine Definitionen für die Patientenmerkmale im Intensivkode vorlagen, wurden diese zum Jahr 2013 für den Erwachsenenbereich erstmals definiert und zum Jahr 2015 im Bereich der Kinder- und Jugendpsychiatrie klar umrissen. Diese Definitionen sollen sicherstellen, dass nur Patienten in dem Intensivkode abgebildet werden, die Patientenmerkmale aufweisen, die mit einem erhöhten Aufwand verbunden sind.

7.1 Erwachsene

Anwendung von Sicherungsmaßnahmen
Dieses Merkmal ist erfüllt, wenn die Notwendigkeit des Einsatzes von individuellen präventiven (nur personellen) Sicherungsmaßnahmen und/oder individuellen reaktiven (personellen, räumlichen, mechanischen und/oder medikamentösen) Sicherungsmaßnahmen besteht und diese ärztlich angeordnet sind.

Akute Selbstgefährdung durch Suizidalität oder schwer selbstschädigendes Verhalten

Unter selbstschädigendem Verhalten versteht man z. B. häufige Selbstverletzungen von Borderline-Patienten oder durchgängige Nahrungsverweigerung bei Essstörungen oder Verweigerung vital notwendiger medizinischer Maßnahmen (z. B. Insulintherapie bei Diabetes mellitus).

Akute Fremdgefährdung
Dieses Merkmal ist erfüllt, wenn der Patient gewaltbereit oder gewalttätig ist.

Schwere Antriebsstörung (gesteigert oder reduziert)
Das Merkmal „schwere gesteigerte Antriebsstörung" ist erfüllt, wenn der Patient ständig aktiv ist, sich durch Gegenargumente

nicht beeindrucken lässt und selbst persönliche Konsequenzen nicht zur Kenntnis nimmt oder sie ihm nichts ausmachen.

Das Merkmal „schwere reduzierte Antriebsstörung" ist erfüllt, wenn Anregungen von außen den Patienten kaum oder gar nicht mehr erreichen. Die Alltagsverrichtungen sind beeinträchtigt. Hierzu gehört auch der Stupor.

Hinw.: Bei sehr vielen psychiatrischen Störungen treten Antriebsstörungen im Krankheitsverlauf auf. Bei diesem Intensivmerkmal ist der Begriff „schwer" von zentraler Bedeutung.

Keine eigenständige Flüssigkeits-/Nahrungsaufnahme

Dieses Merkmal ist erfüllt, Flüssigkeit und/oder Nahrung vollständig von Dritten verabreicht oder die Flüssigkeits-/Nahrungsaufnahme vollständig von Dritten begleitet werden muss (nicht bei alleiniger Sondenernährung oder alleiniger parenteraler Ernährung).

Akute Selbstgefährdung durch fehlende Orientierung (z. B. Stürze ohne Fremdeinfluss) oder Realitätsverkennung

Vitalgefährdung durch somatische Komplikationen

Die für den jeweiligen Patienten zutreffenden unterschiedlichen Merkmale sind täglich zu addieren. Bei Veränderungen der Anzahl der Merkmale kommt es zur Kodierung eines neuen Kodes.

7.2 Kinder und Jugendliche

Deutlich erhöhter Pflegeaufwand

Die Patienten benötigen deutlich über das altersübliche Maß hinaus Unterstützung bei Aktivitäten des täglichen Lebens im Sinne intensiver pflegerischer Maßnahmen (z. B. Unterstützung bei der Nahrungsaufnahme, bei Hygienemaßnahmen, bei Bettlägerigkeit oder bei anderen schweren körperlichen Einschränkungen/ Erkrankungen und Behinderungen (auch Behinderungen der Sinnesorgane); und/oder sie benötigen Aktivierung zum Aufstehen und zur Teilnahme am Gruppenleben); oder sie benötigen kontinuierliche Überwachung wegen drohender somatischer Dekompensation bei vitaler Gefährdung (z. B. Herzrhythmusstörungen oder Elektrolytentgleisungen durch unzureichende Nahrungsaufnahme bei Anorexia nervosa) oder bei Stoffwechselstörung oder Intoxikation

Erhöhter Einzelbetreuungsaufwand wegen mangelnder Gruppenfähigkeit
Die Patienten sind störungsbedingt nicht gruppenfähig (z. B. wegen hoher Impulsivität, hohem Erregungsniveau, Manipulationen und Bedrohungen von Mitpatienten, Manipulation mit Nahrung, Schutz vor Reizüberflutung), so dass sie von der Gruppe separiert werden müssen, enge Führung oder ständige Ansprache brauchen

Selbstgefährdung
Die Patienten sind nicht absprachefähig oder ihr Verhalten ist nicht vorhersehbar; sie sind störungsbedingt nicht in der Lage, auch nur für kurze Zeit für sich Verantwortung zu übernehmen

Fremdaggressives Verhalten mit deutlicher Beeinträchtigung des Gruppenmilieus
Die Patienten zeigen fremdaggressives Verhalten wie Zerstören von Gegenständen, Bespucken von Mitpatienten und Mitarbeitern, massive Bedrohungen von Mitpatienten und/oder Mitarbeitern oder Tätlichkeiten, sofern nicht mit Einzelbetreuung oder Freiheitseinschränkung separiert oder deeskaliert wird

Störungsbedingt nicht einschätzbarer nicht kooperationsfähiger Patient
Die Patienten zeigen stark wechselhafte Zustände oder Desorientierung oder z. B. psychosebedingte Nicht-Erreichbarkeit; oder sie sind nicht erreichbar für Kooperation, verweigern sich allem, zeigen in keinem Bereich der Klinik Regelakzeptanz

Erforderliche Maßnahmen zur Gefahrabwendung
Die Patienten benötigen Maßnahmen wie z. B. Isolierung, Fixierung, Festhalten, Zwangsmedikation, Zwangssondierung, Beschränken des Aktionsradius auf die Station bei geschlossener Tür oder es muss stete Bereitschaft dazu und Verfügbarkeit dieser Maßnahmen bestehen, sofern nicht durch hohen Einsatz deeskaliert werden kann

Substanzbedingt erhöhter Betreuungsbedarf
Kontinuierliches Alkohol- oder Drogencraving mit starker Unruhe oder akuter, auch protrahierter Alkohol- oder Drogenentzug

8 Auszug aus dem OPS-Katalog[1]

Die wesentlichen psychiatrischen und psychosomatischen Komplexkodes finden sich in diesem Kapitel dargestellt.

9-51 Ergänzende kommunikative Maßnahmen

9-510 Einsatz von Gebärdensprachdolmetschern

Ein Kode aus diesem Bereich ist jeweils nur einmal pro stationären Aufenthalt anzugeben. Die Anzahl der Stunden ist über den gesamten stationären Aufenthalt zu addieren:

9-510.0	Mindestens 2 bis 4 Stunden
9.510.1	Mehr als 4 bis 8 Stunden
9-510.2	Mehr als 8 bis 12 Stunden
9-510.3	Mehr als 12 bis 16 Stunden
9-510.4	Mehr als 16 bis 20 Stunden
9-510.5	Mehr als 20 bis 24 Stunden
9-510.6	Mehr als 24 Stunden

9-60–9-64 Behandlung bei psychischen und psychosomatischen Störungen und Verhaltensstörungen bei Erwachsenen

Hinw.: Ein Kode aus diesem Bereich ist nur für Leistungen anzugeben, die in Einrichtungen im Geltungsbereich des § 17d KHG erbracht wurden. Die Behandlung erfolgt als ärztlich indizierte Diagnostik und Therapie, ggf. auch im Lebensumfeld oder im Lebensumfeld des Patienten. Die gleichzeitige somatische Diagnostik und Behandlung sind gesondert zu kodieren.

9-60 Regelbehandlung bei psychischen und psychosomatischen Störungen und Verhaltensstörungen bei Erwachsenen

Exkl.:

- Intensivbehandlung bei psychischen und psychosomatischen Störungen und Verhaltensstörungen bei Erwachsenen (9-61)

1 Operationen- und Prozedurenschlüssel (OPS), 2011.

- Psychotherapeutische Komplexbehandlung bei psychischen und psychosomatischen Störungen und Verhaltensstörungen bei Erwachsenen (9-626)
- Psychosomatisch-psychotherapeutische Komplexbehandlung bei psychischen und psychosomatischen Störungen und Verhaltensstörungen bei Erwachsenen (9-634)

Hinw.: Ein erhöhter Betreuungsaufwand bei psychischen und psychosomatischen Störungen und Verhaltensstörungen bei Erwachsenen (9-640 ff.), eine kriseninterventionelle Behandlung (9-641 ff.), die integrierte klinisch-psychosomatisch-psychotherapeutische Komplexbehandlung bei psychischen und psychosomatischen Störungen und Verhaltensstörungen bei Erwachsenen (9-642 ff.), die psychiatrisch-psychotherapeutische Behandlung im besonderen Setting (Mutter/Vater-Kind-Setting) (9-643 ff.), die Erbringung von Behandlungsmaßnahmen im stationsersetzenden Umfeld und als halbtägige tagesklinische Behandlung (9-644 ff.), die spezifische qualifizierte Entzugsbehandlung Abhängigkeitserkrankter (9-647 ff.) und der Einsatz von Gebärdendolmetschern (9-510 ff.) sind gesondert zu kodieren.

Dieser Kode ist zu Beginn der Behandlung und bei jedem Wechsel der Behandlungsart anzugeben.

Die Anzahl der Therapieeinheiten pro Woche ist für jede Berufsgruppe getrennt nach Einzel- und Gruppentherapie gesondert zu kodieren (9-649 ff.)

Dieser Kode sowohl für die voll- als auch die teilstationäre Behandlung zu verwenden.

Die psychiatrisch-psychosomatische Regelbehandlung umfasst ärztliche und/oder psychologische Gespräche (z. B. Visiten) und die Basisversorgung durch weitere Berufsgruppen. Ein weiterer Schwerpunkt liegt in der Anwendung der unten genannten Verfahren der ärztlichen, psychologischen und anderen Berufsgruppen.

Mindestmerkmale:

- Therapiezielorientierte Behandlung durch ein multiprofessionelles Team unter Leitung eines Facharztes (Facharzt für Psychiatrie und Psychotherapie, Facharzt für Psychiatrie, Facharzt für Nervenheilkunde oder Facharzt für Psychosomatische Medizin und Psychotherapie)
- Vorhandensein von Vertretern der folgenden Berufsgruppen in der Einrichtung:
  - Ärzte (Facharzt für Psychiatrie und Psychotherapie, Facharzt für Psychiatrie, Facharzt für Nervenheilkunde oder Facharzt für Psychosomatische Medizin und Psychotherapie)
  - Psychologen (Psychologischer Psychotherapeut, Diplom-Psychologe ode Master of Science in Psychologie)
  - Spezialtherapeuten (z. B. Ergotherapeuten, Physiotherapeuten, Sozialarbeiter, Logopäden, Kreativtherapeuten)
  - Pflegefachpersonen (z. B. Gesundheits- und Krankenpfleger, Gesundheits- und Kinderkrankenpfleger, Altenpfleger)
- Als angewandte Verfahren der ärztlichen und psychologischen Berufsgruppen gelten folgende Verfahren oder im Aufwand vergleichbare Verfahren:
  - Supportive Einzelgespräche
  - Einzelpsychotherapie
  - Gruppenpsychotherapie
  - Psychoedukation
  - Angehörigengespräche (z. B. Psychoedukation, Angehörigengruppen, Gespräche mit Betreuern)
  - Gespräche mit Richtern oder Behördenvertretern
  - Somato-psychosomatisches ärztliches Gespräch
  - Aufklärung, Complianceförderung und Monitoring im Rahmen der ärztlich indizierten Psychopharmakotherapie
- Als angewandte Verfahren der Spezialtherapeuten und Pflegefachpersonen gelten folgende Verfahren oder im Aufwand vergleichbare Verfahren:

- Beratung, Adhärenz-Förderung und Monitoring im Rahmen der ärztlich indizierten Psychopharmakotherapie
- Psychoedukation
- Bezugstherapeutengespräche, supportive Einzelgespräche
- Behandlung und spezielle Interventionen durch Pflegefachpersonen (z. B. alltagsbezogenes Training, Aktivierungsbehandlung)
- Ergotherapeutische Behandlungsverfahren
- Spezielle psychosoziale Interventionen (z. B. Selbstsicherheitstraining, soziales Kompetenztraining)
- Kreativtherapien (z. B. Tanztherapie, Kunsttherapie, Musiktherapie)
- Gespräche mit Behördenvertretern
- Angehörigengespräche, Gespräche mit Betreuern
- Physio- oder Bewegungstherapie (z. B. Sporttherapie)
- Sensorisch fokussierte Therapien (z. B. Genussgruppe, Snoezelen)
- Entspannungsverfahren (z. B. progressive Muskelrelaxation nach Jacobson, autogenes Training oder psychophysiologische Techniken wie Biofeedback)
- Logopädie (z. B. bei Schluckstörungen)
- Übende Verfahren und Hilfekoordination zur Reintegration in den individuellen psychosozialen Lebensraum

9-61 Intensivbehandlung bei psychischen und psychosomatischen Störungen und Verhaltensstörungen bei Erwachsenen

Exkl.:

- Regelbehandlung bei psychischen und psychosomatischen Störungen und Verhaltensstörungen bei Erwachsenen (9-60)
- Psychotherapeutische Komplexbehandlung bei psychischen und psychosomatischen Störungen und Verhaltensstörungen bei Erwachsenen (9-626)
- Psychosomatisch-psychotherapeutische Komplexbehandlung bei psychischen und psychosomatischen Störungen und Verhaltensstörungen bei Erwachsenen (9-634)

Hinw.: Ein erhöhter Betreuungsaufwand bei psychischen und psychosomatischen Störungen und Verhaltensstörungen bei Erwachsenen (9-640 ff.), eine kriseninterventionelle Behandlung (9-641 ff.), die integrierte klinisch-psychosomatisch-psychotherapeutische Komplexbehandlung bei psychischen und psychosomatischen Störungen und Verhaltensstörungen bei Erwachsenen (9-642 ff.), die psychiatrisch-psychotherapeutische Behandlung im besonderen Setting (Mutter/Vater-Kind-Setting) (9-643 ff.), die Erbringung von Behandlungsmaßnahmen im stationsersetzenden Umfeld und als halbtägige tagesklinische Behandlung (9-644 ff.), die spezifische qualifizierte Entzugsbehandlung Abhängigkeitserkrankter (9-647 ff.) und der Einsatz von Gebärdendolmetschern (9-510 ff.) sind gesondert zu kodieren.

Ein Kode aus diesem Bereich ist zu Beginn der Behandlung, bei jedem Wechsel der Behandlungsart und bei jeder Änderung der Anzahl der Patientenmerkmale anzugeben.

Die Anzahl der Therapieeinheiten pro Woche ist für jede Berufsgruppe getrennt nach Einzel- und Gruppentherapie gesondert zu kodieren (9-649 ff.).

Die psychiatrische-psychosomatische Regelbehandlung umfasst ärztliche und/oder psychologische Gespräche (z. B. Visite) und die Basisversorgung durch weitere Berufsgruppen. Ein weiterer Schwerpunkt liegt in der Anwendung der unten genannten Verfahren der ärztlichen, psychologischen und der anderen Berufsgruppen.

Mindestmerkmale:

- Therapiezielorientierte Behandlung durch ein multiprofessionelles Team unter Leitung eines Facharztes (Facharzt für Psychiatrie und Psychotherapie, Facharzt für Psychiatrie, Facharzt für Nervenheilkunde oder Facharzt für Psychosomatische Medizin und Psychotherapie)
- Vorhandensein von Vertretern der folgenden Berufsgruppen in der Einrichtung:
  - Ärzte (Facharzt für Psychiatrie und Psychotherapie, Facharzt für Psychiatrie, Facharzt für Nervenheilkunde oder Facharzt für Psychosomatische Medizin und Psychotherapie)

   - Psychologen (Psychologischer Psychotherapeut, Diplom-Psychologe oder Master of Science in Psychologie)
   - Spezialtherapeuten (z. B. Ergotherapeuten, Physiotherapeuten, Sozialarbeiter, Logopäden, Kreativtherapeuten)
   - Pflegefachpersonen (z. B. Gesundheits- und Krankenpfleger, Gesundheits- und Kinderkrankenpfleger, Altenpfleger)
- Als angewandte Verfahren der ärztlichen und psychologischen Berufsgruppen gelten folgende Verfahren oder im Aufwand vergleichbare Verfahren:
   - Supportive Einzelgespräche
   - Angehörigengespräche (z. B. Psychoedukation, Angehörigengruppen, Gespräche mit Betreuern)
   - Gespräche mit Richtern oder Behördenvertretern
   - Somato-psychosomatisches ärztliches Gespräch
   - Aufklärung, Complianceförderung und Monitoring im Rahmen der ärztlich indizierten Psychopharmakotherapie
- Als angewandte Verfahren der Spezialtherapeuten und Pflegefachpersonen gelten folgende Verfahren oder im Aufwand vergleichbare Verfahren:
   - Beratung, Adhärenz-Förderung und Monitoring im Rahmen der ärztlich indizierten Psychopharmakotherapie
   - Psychoedukation
   - Behandlung und spezielle Interventionen durch Pflegefachpersonen (z. B. alltagsbezogenes Training, Aktivierungsbehandlung)
   - Ergotherapeutische Behandlungsverfahren
   - Gespräche mit Behördenvertretern
   - Angehörigengespräche, Gespräche mit Betreuern
   - Spezielle psychosoziale Interventionen (z. B. Selbstsicherheitstraining, soziales Kompetenztraining)
   - Physio- oder Bewegungstherapie (z. B. Sporttherapie)
   - Logopädie (z. B. bei Schluckstörungen)
   - Bezugstherapeutengespräche, supportive Einzelgespräche

- Die Patienten weisen mindestens eines der nachfolgenden Merkmale auf:
  - Anwendung von Sicherungsmaßnahmen
    - Dieses Merkmal ist erfüllt, wenn die Notwendigkeit des Einsatzes von individuellen präventiven (nur personellen) Sicherungsmaßnahmen und/oder individuellen reaktiven (personellen, räumlichen, mechanischen und/oder medikamentösen) Sicherungsmaßnahmen besteht und diese ärztlich angeordnet sind
  - Akute Selbstgefährdung durch Suizidalität oder schwer selbstschädigendes Verhalten
    - Unter selbstschädigendem Verhalten versteht man z. B. häufige Selbstverletzungen von Borderline-Patienten oder durchgängige Nahrungsverweigerung bei Essstörungen oder Verweigerung vital notwendiger medizinischer Maßnahmen (z.B. Insulintherapie bei Diabetes mellitus)
  - Akute Fremdgefährdung
    - Dieses Merkmal ist erfüllt, wenn der Patient gewaltbereit oder gewalttätig ist.
  - Schwere Antriebsstörung (gesteigert oder reduziert)
    - Das Merkmal „schwere gesteigerte Antriebsstörung" ist erfüllt, wenn der Patient ständig aktiv ist, sich durch Gegenargumente nicht beeindrucken lässt und selbst persönliche Konsequenzen nicht zur Kenntnis nimmt oder sie ihm nichts ausmachen.
    - Das Merkmal „schwere reduzierte Antriebsstörung" ist erfüllt, wenn Anregungen von außen den Patienten kaum oder gar nicht mehr erreichen. Die Alltagsverrichtungen sind beeinträchtigt. Hierzu gehört auch der Stupor.
  - Keine eigenständige Flüssigkeits-/Nahrungsaufnahme
    - Dieses Merkmal ist erfüllt, wenn Flüssigkeit und/oder Nahrung vollständig von Dritten verabreicht oder die Flüssigkeits-/Nahrungsaufnahme vollständig von Dritten begleitet werden muss (nicht

bei alleiniger Sondenernährung oder alleiniger parenteraler Ernährung)

- **Akute Selbstgefährdung durch fehlende Orientierung (z. B. Stürze ohne Fremdeinfluss) oder Realitätsverkennung**
- Vitalgefährdung durch somatische Komplikationen
  - Die für den jeweiligen Patienten zutreffenden unterschiedlichen Merkmale sind für die jeweilige Behandlungsepisode (maximal eine Woche) einzelnen Tage, an denen sie zutreffen, jeweils zu addieren. Ändert sich die Anzahl der Patientenmerkmale pro Tag, ist der entsprechende neue Kode anzugeben. Für den Nachweis der Merkmale ist die Regeldokumentation in der Patientenakte ausreichend

9-617 Intensivbehandlung bei psychischen und psychosomatischen Störungen und Verhaltensstörungen bei erwachsenen Patienten mit 1 Merkmal

9-618 Intensivbehandlung bei psychischen und psychosomatischen Störungen und Verhaltensstörungen bei erwachsenen Patienten mit 2 Merkmalen

9-619 Intensivbehandlung bei psychischen und psychosomatischen Störungen und Verhaltensstörungen bei erwachsenen Patienten mit 3 Merkmalen

9-61a Intensivbehandlung bei psychischen und psychosomatischen Störungen und Verhaltensstörungen bei erwachsenen Patienten mit 4 Merkmalen

9-61b Intensivbehandlung bei psychischen und psychosomatischen Störungen und Verhaltensstörungen bei erwachsenen Patienten mit 5 oder mehr Merkmalen

9-62 Psychotherapeutische Komplexbehandlung bei psychischen und psychosomatischen Störungen und Verhaltensstörungen bei Erwachsenen

Exkl.:

- Regelbehandlung bei psychischen und psychosomatischen Störungen und Verhaltensstörungen bei Erwachsenen (9-607)
- Intensivbehandlung bei psychischen und psychosomatischen Störungen und Verhaltensstörungen bei Erwachsenen (9-61)
- Psychosomatisch-psychotherapeutische Komplexbehandlung bei psychischen und psychosomatischen Störungen und Verhaltensstörungen bei Erwachsenen (9-634)

Hinw.: Ein erhöhter Betreuungsaufwand bei psychischen und psychosomatischen Störungen und Verhaltensstörungen bei Erwachsenen (9-640 ff.), eine kriseninterventionelle Behandlung (9-641 ff.), die integrierte klinisch-psychosomatisch-psychotherapeutische Komplexbehandlung bei psychischen und psychosomatischen Störungen und Verhaltensstörungen bei Erwachsenen (9-642 ff.), die psychiatrisch-psychotherapeutische Behandlung im besonderen Setting (Mutter/Vater-Kind-Setting) (9-643 ff.), die Erbringung von Behandlungsmaßnahmen im stationsersetzenden Umfeld und als halbtägige tagesklinische Behandlung (9-644 ff.), die spezifische qualifizierte Entzugsbehandlung Abhängigkeitserkrankter (9-647 ff.) und der Einsatz von Gebärdendolmetschern (9-510 ff.) sind gesondert zu kodieren.

Dieser Kode ist zu Beginn der Behandlung und bei jedem Wechsel der Behandlungsart anzugeben.

Die Anzahl der Therapieeinheiten pro Woche ist für jede Berufsgruppe getrennt nach Einzel- und Gruppentherapie gesondert zu kodieren (9-649 ff.).

Dieser Kode ist sowohl für die voll- als auch die teilstationäre Behandlung zu verwenden.

Mindestmerkmale:

- Der Kode ist für Patienten anzuwenden, bei denen die Art und/oder Schwere der Erkrankung eine intensive psychotherapeutische Behandlung notwendig machen. Der Patient muss hierfür ausreichend motiviert und introspek-

tionsfähig sein. Die Indikation für die psychotherapeutische Komplexbehandlung muss durch einen Facharzt (Facharzt für Psychiatrie und Psychotherapie, Facharzt für Psychiatrie, Facharzt für Nervenheilkunde, Facharzt für psychosomatische Medizin und Psychotherapie) oder einen psychologischen Psychotherapeuten gestellt werden
- Die durchgeführten ärztlichen und/oder psychologischen Verfahren (ärztliche und psychologische Einzel- und Gruppentherapie) müssen mindestens 3 Therapieeinheiten pro Woche umfassen. Bei weniger als 3 Therapieeinheiten pro Woche ist der Kode 9-607 (Regelbehandlung) zu verwenden, sofern keine Intensivbehandlung (9-61) vorliegt. Bei Erfassungszeiträumen von weniger als 1 Woche (z. B. wegen Entlassung) können die 3 Therapieeinheiten auch anteilig erbracht werden, sofern die Behandlung in diesem Zeitraum dem dominierenden Behandlungskonzept des stationären Aufenthaltes im Sinne der Komplexkodes entspricht
- Therapiezielorientierte Behandlung durch ein multiprofessionelles Team unter Leitung eines Facharztes (Facharzt für Psychiatrie und Psychotherapie, Facharzt für Psychiatrie, Facharzt für Nervenheilkunde oder Facharzt für Psychosomatische Medizin und Psychotherapie)
- Vorhandensein von Vertretern der folgenden Berufsgruppen in der Einrichtung
  - Ärzte (Facharzt für Psychiatrie und Psychotherapie, Facharzt für Psychiatrie, Facharzt für Nervenheilkunde oder Facharzt für Psychosomatische Medizin und Psychotherapie)
  - Psychologen (Psychologischer Psychotherapeut, Diplom-Psychologe oder Master of Science in Psychologie)
  - Spezialtherapeuten (z. B. Ergotherapeuten, Physiotherapeuten, Sozialarbeiter, Logopäden, Kreativtherapeuten)
  - Pflegefachpersonen (z. B. Gesundheits- und Krankenpfleger, Gesundheits- und Kinderkrankenpfleger, Altenpfleger)

- Als angewandte Verfahren der ärztlichen und psychologischen Berufsgruppen gelten folgende Verfahren oder im Aufwand vergleichbare Verfahren:
  - Supportive Einzelgespräche
  - Einzelpsychotherapie
  - Gruppenpsychotherapie
  - Psychoedukation
  - Angehörigengespräche (z. B. Psychoedukation, Angehörigengruppen, Gespräche mit Betreuern)
  - Gespräche mit Richtern oder Behördenvertretern
  - Somato-psychosomatisches ärztliches Gespräch
  - Aufklärung, Complianceförderung und Monitoring im Rahmen der ärztlich indizierten Psychopharmakotherapie
- Als angewandte Verfahren der Spezialtherapeuten und Pflegefachpersonen gelten folgende Verfahren oder im Aufwand vergleichbare Verfahren:
  - Beratung, Adhärenz-Förderung und Monitoring im Rahmen der ärztlich indizierten Psychopharmakotherapie
  - Psychoedukation
  - Bezugstherapeutengespräche, supportive Einzelgespräche
  - Behandlung und spezielle Interventionen durch Pflegefachpersonen (z. B. alltagsbezogenes Training, Aktivierungsbehandlung)
  - Ergotherapeutische Behandlungsverfahren
  - Übende Verfahren und Hilfekoordination zur Reintegration in den individuellen psychosozialen Lebensraum
  - Gespräche mit Behördenvertretern
  - Angehörigengespräche, Gespräche mit Betreuern
  - Spezielle psychosoziale Interventionen (z. B. Selbstsicherheitstraining, soziales Kompetenztraining)
  - Kreativtherapien (z. B. Tanztherapie, Kunsttherapie, Musiktherapie)
  - Physio- oder Bewegungstherapie (z. B. Sporttherapie)
  - Entspannungsverfahren (z. B. progressive Muskelrelaxation nach Jacobson)

9-63 Psychosomatisch-psychotherapeutische Komplexbehandlung bei psychischen und psychosomatischen Störungen und Verhaltensstörungen bei Erwachsenen

Exkl.:

- Regelbehandlung bei psychischen und psychosomatischen Störungen und Verhaltensstörungen bei Erwachsenen (9-607)
- Intensivbehandlung bei psychischen und psychosomatischen Störungen und Verhaltensstörungen bei Erwachsenen (9-61)
- Psychotherapeutische Komplexbehandlung bei psychischen und psychosomatischen Störungen und Verhaltensstörungen bei Erwachsenen (9-626)

Hinw.: Ein erhöhter Betreuungsaufwand bei psychischen und psychosomatischen Störungen und Verhaltensstörungen bei Erwachsenen (9-640 ff.), eine kriseninterventionelle Behandlung (9-641 ff.), die integrierte klinisch-psychosomatisch-psychotherapeutische Komplexbehandlung bei psychischen und psychosomatischen Störungen und Verhaltensstörungen bei Erwachsenen (9-642 ff.), die psychiatrisch-psychotherapeutische Behandlung im besonderen Setting (Mutter/Vater-Kind-Setting) (9-643ff.), die Erbringung von Behandlungsmaßnahmen im stationsersetzenden Umfeld und als halbtägige tagesklinische Behandlung (9-644 ff.), die spezifische qualifizierte Entzugsbehandlung Abhängigkeitserkrankter (9-647 ff.) und der Einsatz von Gebärdendolmetschern (9-510 ff.) sind gesondert zu kodieren.

Dieser Kode ist zu Beginn der Behandlung und bei jedem Wechsel der Behandlungsart anzugeben.

Die Anzahl der Therapieeinheiten pro Woche ist für jede Berufsgruppe getrennt nach Einzel- und Gruppentherapie gesondert zu kodieren (9-649 ff.).

Dieser Kode ist sowohl für die voll- als auch die teilstationäre Behandlung zu verwenden.

Mindestmerkmale:

- Die durchgeführten ärztlichen und/oder psychologischen Verfahren (ärztliche und psychologische Einzel- und Gruppentherapie) müssen mindestens 3 Therapieeinheiten pro Woche umfassen. Bei weniger als 3 Therapieeinheiten pro Woche ist der Kode 9-607 (Regelbehandlung) zu verwenden, sofern keine Intensivbehandlung (9-61) vorliegt. Bei Erfassungszeiträumen von weniger als 1 Woche (z. B. wegen Entlassung) können die 3 Therapieeinheiten auch anteilig erbracht werden, sofern die Behandlung in diesem Zeitraum dem dominierenden Behandlungskonzept des stationären Aufenthaltes im Sinne der Komplexkodes entspricht
- Standardisierte psychosomatisch-psychotherapeutische Diagnostik zu Beginn der Behandlung:
  - Soziodemographische Daten entsprechend der Basisdokumentation zur Psychotherapie (Psy-BaDo)
  - Festlegung von Hauptdiagnose und Komorbiditäten
  - Standardisierte Erhebung des psychopathologischen Befundes mittels der Kriterien der Arbeitsgemeinschaft für Methodik und Dokumentation in der Psychiatrie (AMDP)
  - Schweregradeinschätzung entsprechend dem Beeinträchtigungsschwere-Score (BSS) und dem Global Assessment of Functioning Scale (GAF)
  - Alternativ in psychodynamisch arbeitenden Kliniken: Achse II – IV der operationalisierten psychodynamischen Diagnostik (OPD-2)
  - Alternativ in verhaltenstherapeutisch arbeitenden Kliniken: Verhaltensanalyse
- Therapiezielorientierte Behandlung durch ein multiprofessionelles Team unter Leitung eines Facharztes für Psychosomatische Medizin und Psychotherapie
- Einsatz eines psychodynamischen oder kognitiv-behavioralen Grundverfahrens als reflektiertem Mehrpersonen-Interaktionsprozess mit wöchentlicher Teambesprechung je stationärer Einheit von mindestens 60 Minuten mit wochenbezogener schriftlicher Dokumentation bisheriger Behandlungsergebnisse und weiterer Behandlungsziele

- Somatisch-medizinische Aufnahmeuntersuchung
- Eine fachärztliche Visite pro Woche pro Patient
- Vorhandensein von Vertretern der folgenden Berufsgruppen in der Einrichtung:
  - Ärzte (Facharzt für Psychosomatische Medizin und Psychotherapie)
  - Psychologen (Psychologischer Psychotherapeut, Diplom-Psychologe oder Master of Science in Psychologie)
  - Spezialtherapeuten (z. B. Ergotherapeuten, Sozialarbeiter, Kreativtherapeuten)
  - Physiotherapeuten, Ökotrophologen, Sportlehrer)
  - Pflegefachpersonen (z. B. Gesundheits- und Krankenpfleger, Gesundheits- und Kinderkrankenpfleger, Altenpfleger)
- Als angewandte Verfahren der ärztlichen und psychologischen Berufsgruppen gelten folgende Verfahren oder im Aufwand vergleichbare Verfahren:
  - Supportive Einzelgespräche
  - Einzelpsychotherapie
  - Gruppenpsychotherapie
  - Psychoedukation
  - Angehörigengespräche (z. B. Psychoedukation, Angehörigengruppen, Gespräche mit Betreuern)
  - Gespräche mit Richtern oder Behördenvertretern
  - Somato-psychosomatisches ärztliches Gespräch
  - Aufklärung, Complianceförderung und Monitoring im Rahmen der ärztlich indizierten Psychopharmakotherapie
- Als angewandte Verfahren der Spezialtherapeuten und Pflegefachpersonen gelten folgende Verfahren oder im Aufwand vergleichbare Verfahren:
  - Beratung, Adhärenz-Förderung und Monitoring im Rahmen der ärztlich indizierten Psychopharmakotherapie
  - Psychoedukation
  - Bezugstherapeutengespräche, supportive Einzelgespräche

  - Behandlung und spezielle Interventionen durch Pflegefachpersonen (z. B. alltagsbezogenes Training, Aktivierungsbehandlung)
  - Ergotherapeutische Behandlungsverfahren
  - Spezielle psychosoziale Interventionen (z. B. Selbstsicherheitstraining, soziales Kompetenztraining)
  - Kreativtherapien (z. B. Tanztherapie, Kunsttherapie, Musiktherapie)
  - Gespräche mit Behördenvertretern
  - Angehörigengespräche, Gespräche mit Betreuern
  - Gestaltungs-, Körper- und Bewegungstherapie
  - Sensorisch fokussierte Therapien (z. B. Genussgruppe, Snoezelen)
  - Physio- oder Bewegungstherapie (z. B. Sporttherapie)
  - Entspannungsverfahren (z. B. progressive Muskelrelaxation nach Jacobson, autogenes Training oder psychophysiologische Techniken wie Biofeedback)
  - Somatopsychisch-psychosomatische Kompetenztrainings (Diätberatung, Sozialberatung, Sport)
- Prä-post-Evaluation des Behandlungsverlaufs

9-634 Psychosomatisch-psychotherapeutische Komplexbehandlung bei psychischen und psychosomatischen Störungen und Verhaltensstörungen bei Erwachsenen

9-64 Zusatzinformationen zur Behandlung bei psychischen und psychosomatischen Störungen und Verhaltensstörungen bei Erwachsenen

9-640 Erhöhter Betreuungsaufwand bei psychischen und psychosomatischen Störungen und Verhaltensstörungen bei Erwachsenen

Hinw.: Diese Kodes sind Zusatzkodes. Sie können nur in Kombination mit der Intensivbehandlung bei psychischen und psychosomatischen Störungen und Verhaltensstörungen bei Erwachsenen (9-61), der Psychotherapeutischen Komplexbehandlung bei psychischen und psychosomatischen Störungen und Verhaltensstörungen bei Erwachsenen (9-626) und der Psychosomatisch-psychotherapeutischen Komplexbehandlung bei psychischen und psychosomatischen Störungen und Verhaltensstörungen bei Erwachsenen (9-634) werden. Die diagnostische und therapeutische Gesamtverantwortung liegt bei einem Facharzt für Psychiatrie und Psychotherapie, Facharzt für Psychiatrie, Facharzt für Nervenheilkunde oder Facharzt für Psychosomatische Medizin und Psychotherapie. Diese Kodes sind für jeden Behandlungstag mit erhöhtem Betreuungsaufwand einzeln anzugeben. 1:1-Betreuung bedeutet, dass eine Person einen einzelnen Patienten individuell zusammenhängend ggf. zusätzlich zu angewandten Verfahren betreut. 1:1-Betreuung bedeutet, dass ein Patient über einen Zeitraum von mindestens 2 Stunden ohne Unterbrechung fortlaufend von einer oder mehreren Personen betreut wird. Mehrere Zeiträume von mindestens 2 Stunden können über den Tag addiert werden. Bei Einzelbetreuung durch mehr als eine Person (zwei oder mehr) sind die zusammenhängenden Zeiten aller betreuenden Personen zu einer Gesamtsumme zu addieren und entsprechend mit einem Kode unter 9-640.0 ff. zu kodieren.

Anerkannt werden alle Leistungen, die durch Mitarbeiter erbracht werden, die eine Ausbildung in der jeweiligen, in den Primärkodes (9-60 bis 9-63) spezifizierten Berufsgruppe abgeschlossen haben und in einem dieser Berufsgruppe entsprechend vergüteten Beschäftigungsverhältnis stehen.

Die für diese Betreuung aufgewendete Zeit kann nicht für die Berechnung der Therapieeinheiten (9-649 ff.) oder für andere Zusatzkodes (9-641 ff.) angerechnet werden.

Mindestmerkmale:

- Multiprofessionelle Behandlung von Patienten, deren wesentliche Merkmale die akute Fremd- oder Selbstgefährdung infolge einer psychischen oder psychosomatischen Erkrankung sind
- Tägliche ärztliche/psychologische Befunderhebung und ggf. ärztliche Anordnung zur Einleitung oder Fortführung der Betreuungsmaßnahmen

9-640.0	1:1 Betreuung
.04	2 bis unter 4 Stunden pro Tag

.05 4 bis unter 6 Stunden pro Tag
.06 6 bis unter 12 Stunden pro Tag
.07 12 bis unter 18 Stunden pro Tag
.08 18 oder mehr Stunden pro Tag

9-641 Kriseninterventionelle Behandlung bei psychischen und psychosomatischen Störungen und Verhaltensstörungen bei Erwachsenen

Hinw.: Diese Kodes sind Zusatzkodes. Sie können nur in Kombination mit der Regelbehandlung bei psychischen und psychosomatischen Störungen und Verhaltensstörungen bei Erwachsenen (9-607), der Intensivbehandlung bei psychischen und psychosomatischen Störungen und Verhaltensstörungen bei Erwachsenen (9-61), der psychotherapeutischen Komplexbehandlung bei psychischen und psychosomatischen Störungen und Verhaltensstörungen bei Erwachsenen (9-626) und der psychosomatisch-psychotherapeutischen Komplexbehandlung bei psychischen und psychosomatischen Störungen und Verhaltensstörungen bei Erwachsenen (9-634) angegeben werden.

Diese Kodes sind für jeden Behandlungstag mit erhöhtem Behandlungsaufwand gesondert anzugeben. Die diagnostische und therapeutische Gesamtverantwortung liegt bei einem Facharzt für Psychiatrie und Psychotherapie, Facharzt für Psychiatrie, Facharzt für Nervenheilkunde oder Facharzt für Psychosomatische Medizin und Psychotherapie.

Mindestmerkmale:

- Behandlungen von psychosozialen oder psychischen Krisen, die tagesbezogen einen hohen Personaleinsatz erfordern. Die psychische Krise beschreibt eine akute vorübergehende psychische Störung als Reaktion auf außergewöhnliche Ereignisse und Lebensumstände, so dass dringliches therapeutisches Handeln erforderlich wird
- Für den Nachweis des Vorliegens einer psychosozialen oder psychischen Krise ist die Regeldokumentation in der Patientenakte ausreichend
- Es erfolgen vordringliche ungeplante (außerhalb des vorgegebenen Therapieplans), Orientierung gebende, einzel-

therapeutische Kontakte (ggf. auch durch 2 Therapeuten oder Pflegefachpersonen) mit dem Patienten und/oder den Kontaktpersonen des Patienten. Diese Zeit kann nicht für die Berechnung der Therapieeinheiten (9-649 ff.) oder für andere Zusatzkodes (9-640 ff.) angerechnet werden

- Tägliche ärztliche/psychologische Befunderhebung und ggf. ärztliche Anordnung zur Einleitung oder Fortführung der Behandlungsmaßnahme. Dies ist Teil der therapeutischen Kontakte

9-641	Kriseninterventionelle Behandlung durch Ärzte und/oder Psychologen
9-641.00	Mehr als 1 bis 1,5 Stunden pro Tag
9-641.01	Mehr als 1,5 bis 3 Stunden pro Tag
9-641.02	Mehr als 3 bis 4,5 Stunden pro Tag
9-641.03	Mehr als 4,5 bis 6 Stunden pro Tag
9-641.04	Mehr als 6 Stunden pro Tag

9-641	Kriseninterventionelle Behandlung durch Spezialtherapeuten und/oder Pflegefachpersonen
9-641.10	Mehr als 1 bis 1,5 Stunden pro Tag
9-641.11	Mehr als 1,5 bis 3 Stunden pro Tag
9-641.12	Mehr als 3 bis 4,5 Stunden pro Tag
9-641.13	Mehr als 4,5 bis 6 Stunden pro Tag
9-641.14	Mehr als 6 Stunden pro Tag

9-642	*Integrierte klinisch-psychosomatisch-psychotherapeutische Komplexbehandlung bei psychischen und psychosomatischen Störungen und Verhaltensstörungen bei Erwachsenen*

Hinw.: Dieser Kode ist ein Zusatzkode. Er kann nur jeweils in Kombination angegeben werden mit der Regelbehandlung bei psychischen und psychosomatischen Störungen und Verhaltensstörungen bei Erwachsenen (9-607), der Intensivbehandlung bei psychischen und psychosomatischen Störungen und Verhaltensstörungen bei Erwachsenen (9-61), der Psychotherapeutischen Komplexbehandlung bei psychischen und psychosomatischen Störungen und Verhaltensstörungen bei Erwachsenen

(9-626) und der psychosomatisch-psychotherapeutischen Komplexbehandlung bei psychischen und psychosomatischen Störungen und Verhaltensstörungen bei Erwachsenen (9-634). Solange die Mindestmerkmale dieses Kodes erfüllt sind, ist er jedes Mal bei der Verwendung eines Kodes aus den Bereichen 9-60, 9-61, 9-62 und 9-63 mit anzugeben.

Mindestmerkmale:

- Vorliegen von unmittelbar medizinisch behandlungsbedürftigen akuten und chronischen somatischen Erkrankungen, dokumentiert durch Veränderung(en) des initialen medizinischen Behandlungsregimes im Verlauf der Krankenhausbehandlung mit psychischer Komorbidität und/oder Copingstörungen (z. B. Asthma bronchiale, KHK, Diabetes mellitus, Blutdruckkrisen, entzündliche Darmerkrankungen, Tumorerkrankungen, chronische Infektionskrankheiten, Transplantationspatienten) oder von sich vorwiegend somatisch präsentierenden Erkrankungen (z. B. somatoforme [Schmerz-]Störung, schwerstes Untergewicht bei Anorexia nervosa), die der gleichzeitigen intensiven somatischen Diagnostik und Therapie im Sinne einer auf die Erfordernisse somatisch Kranker adaptierten integrierten klinisch-psychosomatisch-psychotherapeutischen Komplexbehandlung bedürfen
- Über 24 Stunden vorhandene Infrastruktur eines Akutkrankenhauses mit verfügbarem Notfall-Labor und Notfall-Röntgendiagnostik
- Geregelter Zugang zu einer somatischen Intensivstation und zu einer somatischen Fachabteilung (z. B. Innere Medizin, Neurologie, Orthopädie, Gynäkologie, Hämatoonkologie)
- Behandlung durch ein psychosomatisch-psychotherapeutisches Team unter Verantwortung eines Facharztes für Psychosomatische Medizin und Psychotherapie (Psychotherapeutische Medizin), eines Facharztes für Psychiatrie und Psychotherapie, eines Facharztes für Psychiatrie oder eines Facharztes für Nervenheilkunde jeweils mit einer weiteren, somatischen Facharztqualifikation (Innere Medizin/Allgemeinmedizin, Neurologie, Orthopädie,

Anästhesiologie/Schmerztherapie) oder unter Verantwortung eines Facharztes für Psychosomatische Medizin und Psychotherapie (Psychotherapeutische Medizin), eines Facharztes für Psychiatrie und Psychotherapie, eines Facharztes für Psychiatrie oder eines Facharztes für Nervenheilkunde und eines weiteren Arztes mit einer somatischen Facharztqualifikation im Team

- Arbeitstägliche ärztliche Visiten, wenn keine „höherwertige" ärztliche Therapieeinheit erfolgt
- Täglich mindestens 3 Bezugspflege-Kontakte
- Mindestens in einem somatischen Fach qualifizierte ärztliche Rufbereitschaft über 24 Stunden täglich in demselben Krankenhaus
- Pflegerische Behandlung auch bettlägeriger Patienten ist grundsätzlich über 24 Stunden täglich gewährleistet
- Über die Struktur der wöchentlichen Teambesprechungen psychosomatisch-psychotherapeutischer Komplexbehandlungen hinaus erfolgt die regelmäßige multidisziplinäre Abstimmung mit allen an der Behandlung beteiligten somatischen Fachgebieten, zur weiteren Differenzialdiagnostik oder/und integrierten somatischen und psychosomatischen Behandlung, mindestens 3-mal wöchentlich

9-643 *Psychiatrisch-psychotherapeutische Behandlung im besonderen Setting (Mutter/Vater-Kind-Setting)*

Hinw.: Diese Kodes sind Zusatzkodes. Sie können nur in Kombination mit der Regelbehandlung bei psychischen und psychosomatischen Störungen und Verhaltensstörungen bei Erwachsenen (9-607), der Intensivbehandlung bei psychischen und psychosomatischen Störungen und Verhaltensstörungen bei Erwachsenen (9-61), der psychotherapeutischen Komplexbehandlung bei psychischen und psychosomatischen Störungen und Verhaltensstörungen bei Erwachsenen (9-626) und der psychosomatisch-psychotherapeutischen Komplexbehandlung bei psychischen und psychosomatischen Störungen und Verhaltensstörungen bei Erwachsenen (9-634) angegeben werden. Die diagnostische und therapeutische Gesamtverantwortung liegt bei einem Facharzt für Psychiatrie und Psychotherapie, Facharzt für Psychiatrie, Facharzt für Nervenheilkunde oder Facharzt für Psychosomatische Medizin und Psychotherapie.

Ein Kode aus diesem Bereich ist für die Behandlung psychisch kranker Mütter oder Väter mit einer psychischen Störung nach der Geburt eines Kindes anzuwenden, wenn aufgrund der elterlichen Erkrankung eine Beziehungsstörung zum 0 bis 4 Jahre alten Kind besteht und die Aufnahme der Mutter oder des Vaters gemeinsam mit dem Kind indiziert ist, um psychiatrischen Auffälligkeiten beim Kind präventiv zu begegnen. Es erfolgt eine Behandlung der Mutter/des Vaters gemeinsam mit dem Kind bzw. den Geschwistern.

Mindestmerkmale:

- Qualifizierte Diagnostik der Mutter/Vater-Kind-Beziehung
- Die Anwendung der unterschiedlichen Therapieverfahren erfolgt patientenbezogen in einem Mutter/Vater-Kind- bzw. familiengerechten milieutherapeutischen Setting
- Strukturell muss die Möglichkeit zu einem Rooming-in und einem Eltern-Kind-gerechten Aufenthalts- und Spielraum vorhanden sein
- Pädagogisch-pflegerische Fachkräfte (z. B. Kinderkrankenpfleger, Erzieher, Heilerzieher, Heilpädagogen) sind Teil des Behandlungsteams
- Im Rahmen des Zusatzkodes können folgende Verfahren zusätzlich zur Anwendung kommen:
  - Einzeltherapie der Mutter/Vater-Kind-Dyade
  - Familiengespräche und/oder Gespräche mit Bezugspersonen aus dem Herkunftsmilieu (z. B. Pflegefamilie, Jugendhilfe)
  - Elterngruppentherapie
  - Unterstützung der Eltern in den alltäglichen Verrichtungen (Förderung der elterlichen Erziehungskompetenz)
  - Kinderbetreuung während der therapeutischen Aktivitäten der Eltern
  - Anleitung zum gemeinsamen Spiel
  - Es kommt mindestens ein spezialisiertes Therapieverfahren zur Anwendung, welches die Verbesserung der Eltern-Kind-Interaktion bzw. -Beziehung zum Ziel

hat (z. B. Videointerventionstherapie, systemische Therapie)
- Es muss die Möglichkeit einer fachübergreifenden konsiliarischen Betreuung der Mutter durch eine Hebamme, einen Stillberater im Hause oder durch eine Kooperation mitambulant tätigen Hebammen/Stillberatern bestehen
- Im Falle eintretender Auffälligkeiten beim Kind muss ein Pädiater und/oder Kinder- und Jugendpsychiater mindestens konsiliarisch zur Verfügung stehen

Die im Rahmen dieses Zusatzkodes erbrachten Therapieeinheiten können pro Woche bei den Zusatzkodes 9-649 ff. mitgerechnet werden.

9-643.0	Mindestens 1 bis höchstens 7 Tage
9-643.1	Mindestens 8 bis höchstens 14 Tage
9-643.2	Mindestens 15 bis höchstens 21 Tage
9-643.3	Mindestens 22 bis höchstens 28 Tage
9-643.4	Mindestens 29 bis höchstens 35 Tage
9-643.5	Mindestens 36 bis höchstens 42 Tage
9-643.6	Mindestens 43 bis höchstens 49 Tage
9-643.7	Mindestens 50 Tage

9-644 Erbringung von Behandlungsmaßnahmen im stationsersetzenden Umfeld und als halbtägige tagesklinische Behandlung bei Erwachsenen

Diese Kodes sind Zusatzkodes. Sie können nur in Kombination mit der Regelbehandlung bei psychischen und psychosomatischen Störungen und Verhaltensstörungen bei Erwachsenen (9-60), der psychotherapeutischen Komplexbehandlung bei psychischen und psychosomatischen Störungen und Verhaltensstörungen bei Erwachsenen (9-62) und der psychosomatisch-psychotherapeutischen Komplexbehandlung bei psychischen und psychosomatischen Störungen und Verhaltensstörungen bei Erwachsenen (9-63) angegeben werden

Ein Kode aus diesem Bereich ist für jeden Tag, an dem die Leistung erbracht wird, gesondert anzugeben.

Die Mindestmerkmale der Kodes 9-60, 9-62, 9-63 (u. a. Leistungserbringung durch ein multiprofessionelles, fachärztlich geleitetes Behandlungsteam) müssen erfüllt sein

9-644.0 Ganztägiges Hometreatment

Hinw.: Dieser Kode ist nur anzugeben für die Behandlung im Rahmen von Modellvorhaben nach § 64b SGB V.

Die Behandlung des Patienten erfolgt im häuslichen Umfeld über mindestens 210 Minuten. Fahrzeiten werden dabei nicht angerechnet.

9-644.1 Halbtägiges Hometreatment

Hinw.: Dieser Kode ist nur anzugeben für die Behandlung im Rahmen von Modellvorhaben nach § 64b SGB V.

Die Behandlung des Patienten erfolgt im häuslichen Umfeld über mindestens 105 Minuten bis maximal 209 Minuten. Fahrzeiten werden dabei nicht angerechnet.

9.644.2 Halbtägige tagesklinische Behandlung

Hinw.: Intermittierende Behandlung des Patienten in der Tagesklinik. Es werden mindestens eine Gruppentherapie über 90 Minuten und eine Einzeltherapie über 25 Minuten oder mindestens eine Einzeltherapie über 60 Minuten durchgeführt.

9-645 Indizierter komplexer Entlassungsaufwand bei psychischen und psychosomatischen Störungen und Verhaltensstörungen bei Erwachsenen

Hinw.: Diese Kodes sind Zusatzkodes. Sie können nur in Kombination mit der Regelbehandlung bei psychischen und psychosomatischen Störungen und Verhaltensstörungen bei Erwachsenen (9-607), der Intensivbehandlung bei psychischen und psychosomatischen Störungen und Verhaltensstörungen bei Erwachsenen (9-61), der Psychotherapeutischen Komplexbehandlung bei psychischen und psychosomatischen Störungen und Verhaltensstörungen bei Erwachsenen (9-626), der Psychosomatisch-psychotherapeutischen Komplexbehandlung bei psychischen und psychosomatischen Störungen und Verhaltensstörungen bei Erwachsenen (9-634) angegeben werden.

Kodes aus diesem Bereichen 9-645.0 ff. und 9-645.1 ff. sind für jeden Tag, an dem Leistungen im dieser Kodes erbracht wurden, gesondert anzugeben.

Die im Kontext der Entlassung im Sinne dieses Kodes erbrachten Leistungen können nicht gleichzeitig bei der Berechnung der Therapieeinheiten (9-649 ff.) oder für andere Zusatzkodes (9-640 ff., 9-641 ff.) angerechnet werden.

Mindestmerkmale für den gesamten Entlassungsprozess:

- Differenzierte Diagnostik des Funktionsniveaus und des poststationären Versorgungsbedarfs, Erstellung eines bedarfsgerechten Entlassungsplanes
- Anerkannt werden alle Leistungen, die durch Mitarbeiter erbracht werden, die eine Ausbildung in der jeweiligen spezifizierten Berufsgruppe abgeschlossen haben und in einem dieser Berufsgruppe entsprechend vergüteten Beschäftigungsverhältnis stehen
- Es zählen z. B. folgende Leistungen:
  - Leistungen zur Unterstützung des Wohnsitzwechsels (z. B. bei Obdachlosigkeit, bei Heimeintritt, begleitete Besuche, Beschaffung von Einrichtungsgegenständen)
  - Ein oder mehrere Hausbesuche vor Entlassung, die im unmittelbaren inhaltlichen Zusammenhang mit der Entlassung stehen
  - Leistungen zur Organisation nachbetreuender Dienste und/oder Überleitungsmanagement (z. B. Hilfeplankonferenzen, Überleitungsgespräche)
  - Leistungen zur Unterstützung bei schwieriger Wohnsituation (z. B. Vermietergespräche, Besuche in der Nachbarschaft, Besuch eines Rechtsbeistandes)
  - Leistungen zur Unterstützung der beruflichen Wiedereingliederung (z. B. stundenweise begleitete Belastungserprobungen im Arbeitsumfeld, Durchführung

von oder Begleitung zu Gesprächen mit dem Arbeitgeber)
- Leistungen zur Unterstützung von Angehörigen (gezielte Anleitung und/oder Edukation für die Entlassung, z. B. Erarbeitung eines konkreten Tagesplanes, Begleitung von stundenweisen Belastungserprobungen, Familiengespräche)

- Fahrzeiten werden nicht angerechnet

9-645.0 Indizierter komplexer Entlassungsaufwand, durch Spezialtherapeuten und/oder pflegerische Fachpersonen erbracht

9-645.03 Mehr als 1 bis zu 2 Stunden (erhöhter Aufwand)

9-645.04 Mehr als 2 bis zu 4 Stunden (deutlich erhöhter Aufwand)

9-645.05 Mehr als 4 Stunden (stark erhöhter Aufwand)

9-645.1 Indizierter komplexer Entlassungsaufwand, überwiegend oder ausschließlich durch Ärzte und/oder Psychologen erbracht

9-645.13 Mehr als 1 bis zu 2 Stunden (erhöhter Aufwand)

9-645.14 Mehr als 2 bis zu 4 Stunden (deutlich erhöhter Aufwand)

9-645.15 Mehr als 4 Stunden (stark erhöhter Aufwand)

9-647 Spezifische qualifizierte Entzugsbehandlung Abhängigkeitskranker bei Erwachsenen

Hinw.: Diese Kodes sind Zusatzkodes. Sie können nur in Kombination mit der Regelbehandlung bei psychischen und psychosomatischen Störungen und Verhaltensstörungen bei Erwachsenen (9-607), der Intensivbehandlung bei psychischen und psychosomatischen Störungen und Verhaltensstörungen bei Erwachsenen (9-61), der psychotherapeutischen Komplexbehandlung bei psychischen und psychosomatischen Störungen und Verhaltensstörungen bei Erwachsenen (9-626) und der psychosomatisch-psychotherapeutischen Komplexbehandlung bei psychischen und psychosomatischen Störungen und Verhaltensstörungen bei Erwachsenen (9-634) angegeben werden.

Wird die spezifische qualifizierte Entzugsbehandlung unterbrochen, so wird für jede Behandlungsepisode ein Kode aus diesem Bereich angegeben.

Bei einer Behandlung an mehr als 28 Behandlungstagen ist die Zählung von neuem zu beginnen und es wird ein weiterer Kode aus diesem Bereich angegeben.

Ein Kode aus diesem Bereich kann bei einfachem oder multiplem Substanzmissbrauch angegeben werden und ist nicht bei isolierter Nikotinabhängigkeit (Tabak), Koffeinabhängigkeit oder nicht stoffgebundenen Abhängigkeiten anzuwenden.

Die diagnostische und therapeutische Gesamtverantwortung liegt bei einem Facharzt für Psychiatrie und Psychotherapie, Facharzt für Psychiatrie, Facharzt für Nervenheilkunde oder Facharzt für Psychosomatische Medizin und Psychotherapie.

Die im Rahmen der spezifischen qualifizierten Entzugsbehandlung Abhängigkeitskranker anfallenden Therapieeinheiten werden beim Zusatzkode 9-649 ff. angegeben. Das Therapiekonzept ist auf mindestens 7 Behandlungstage ausgelegt (Ausnahme: vorzeitiger Therapieabbruch).

Mindestmerkmale (für den stationären Gesamtaufenthalt zu erbringende Maßnahmen):

- Ggf. somatischer Entzug
- Therapiezielorientierte Behandlung durch ein multidisziplinär zusammengesetztes Behandlungsteam mit mindestens 3 Berufsgruppen (z. B. Ärzte, Psychologische Psychotherapeuten oder Suchttherapeuten, Sozialpädagogen, Physiotherapeuten, Ergotherapeuten, Pflegefachpersonen) , davon mindestens 1 Arzt oder Psychologischer Psychotherapeut
- Differenzierte somatische und psychiatrische Befunderhebung mit Diagnostik und Behandlung von Folge- und Begleiterkrankungen
- Information und Aufklärung über Abhängigkeitserkrankungen, Förderung von Veränderungsbereitschaft, soziale Stabilisierung, Motivierung zur problemspezifischen Weiterbehandlung

- Ressourcen- und lösungsorientiertes Therapiemanagement unter Einsatz differenzierter Therapieelemente patientenbezogen in Kombination von Gruppen- und Einzeltherapie: z. B. psychoedukative Informationsgruppen, medizinische Informationsgruppen, themenzentrierte Einzel- und Gruppentherapie, Ergotherapie, Krankengymnastik/Bewegungstherapie, Entspannungsverfahren
- Ggf. Angehörigeninformation und -beratung
- Information über externe Selbsthilfegruppen, ggf. Informationsveranstaltungen von Einrichtungen des Suchthilfesystems
- Ggf. Eingliederung des Patienten in das bestehende regionale Suchthilfesystem

9-647.0	1 Behandlungstag
9-647.1	2 Behandlungstage
9-647.2	3 Behandlungstage
9-647.3	4 Behandlungstage
9-647.4	5 Behandlungstage
9-647.5	6 Behandlungstage
9-647.6	7 Behandlungstage
9-647.7	8 Behandlungstage
9-647.8	9 Behandlungstage
9-647.9	10 Behandlungstage
9-647.a	11 Behandlungstage
9-647.b	12 Behandlungstage
9-647.c	13 Behandlungstage
9-647.d	14 Behandlungstage
9-647.e	15 Behandlungstage
9-647.f	16 Behandlungstage
9-647.g	17 Behandlungstage
9-647.h	18 Behandlungstage
9-647.j	19 Behandlungstage
9-647.k	20 Behandlungstage
9-647.m	21 Behandlungstage
9-647.n	22 Behandlungstage
9-647.p	23 Behandlungstage

9-647.q	24 Behandlungstage
9-647.r	25 Behandlungstage
9-647.s	26 Behandlungstage
9-647.t	27 Behandlungstage
9-647.u	28 Behandlungstage

9-649 Anzahl der Therapieeinheiten pro Woche bei Erwachsenen

Hinw.: Diese Kodes sind Zusatzkodes. Sie können nur in Kombination mit der Regelbehandlung bei psychischen und psychosomatischen Störungen und Verhaltensstörungen bei Erwachsenen (9-607), der Intensivbehandlung bei psychischen und psychosomatischen Störungen und Verhaltensstörungen bei Erwachsenen (9-61), der psychotherapeutischen Komplexbehandlung bei psychischen und psychosomatischen Störungen und Verhaltensstörungen bei Erwachsenen (9-626) und der psychosomatisch-psychotherapeutischen Komplexbehandlung bei psychischen und psychosomatischen Störungen und Verhaltensstörungen bei Erwachsenen (9-634) angegeben werden.

Ein Kode aus diesem Bereich ist unabhängig von der Art der Behandlung einmal pro Woche anzugeben.

Als erste Woche gilt die Zeitspanne vom Tag der Aufnahme bis zum Ablauf der ersten 7 Tage usw. Erfolgt innerhalb der Woche ein Wechsel der Behandlungsart, z. B. von Regelbehandlung auf Intensivbehandlung, werden die Therapieeinheiten aus den verschiedenen Behandlungsarten für die jeweilige Berufsgruppe zusammengezählt. Erfolgt eine Versorgung an weniger als 7 Tagen (z. B. aufgrund einer Entlassung), werden auch dann die Therapieeinheiten der jeweiligen Berufsgruppe berechnet und entsprechend der Anzahl der erreichten Therapieeinheiten kodiert.

Sofern Therapieeinheiten an Wochenenden, Feiertagen, Aufnahme- oder Entlasstagen erbracht werden, sind diese ebenfalls zu berücksichtigen.

Als Einzeltherapie gilt eine zusammenhängende Therapie von mindestens 25 Minuten. Dies entspricht einer Therapieeinheit. Gruppentherapien dauern ebenfalls mindestens 25 Minuten. Bei Gruppentherapien ist die Gruppengröße auf maximal 18 Patienten begrenzt. Bei einer Gruppenpsychotherapie mit 13 bis 18 Patienten sind mindestens 2 Mitarbeiter, von denen mindestens einer ein Arzt oder Psychologe ist, erforderlich.

Pro Einzel- oder Gruppentherapie dürfen Therapieeinheiten für maximal 2 Therapeuten pro Patient angerechnet werden.

Die für die Diagnostik aufgewendete Zeit ist für die Berechnung der Therapieeinheiten entsprechend zu berücksichtigen.

Die Tabelle der pro Patient abrechenbaren Therapieeinheiten befindet sich im Anhang zum OPS.

Anerkannt werden alle Leistungen, die durch Mitarbeiter erbracht werden, die eine Ausbildung in der jeweiligen, beim Primärkode spezifizierten Berufsgruppe abgeschlossen haben und in einem dieser Berufsgruppe entsprechend vergüteten Beschäftigungsverhältnis stehen. Bei Psychotherapeuten in Ausbildung ist für eine Anerkennung der Leistungen Voraussetzung, dass diese Mitarbeiter eine Vergütung entsprechend ihrem Grundberuf, z. B. als Diplom-Psychologe oder Diplom-Pädagoge, erhalten.

Für die Kodierung sind die durch die jeweilige Berufsgruppe erbrachten Therapieeinheiten getrennt nach Einzel- und Gruppentherapie zu addieren. Es sind für jede Berufsgruppe gesondert die entsprechenden Kodes anzugeben.

9-649.0 Keine Therapieeinheit pro Woche

Hinw.: Dieser Kode ist nur anzuwenden, wenn im Rahmen der Behandlung eines Patienten von keiner der 4 Berufsgruppen zusammenhängende Therapien von mindestens 25 Minuten pro Woche durchgeführt wurden.

9-649.1 Einzeltherapie durch Ärzte
.10 1 Therapieeinheit pro Woche
.11 2 Therapieeinheiten pro Woche
.12 3 Therapieeinheiten pro Woche
.13 4 Therapieeinheiten pro Woche
.14 5 Therapieeinheiten pro Woche
.15 6 Therapieeinheiten pro Woche
.16 7 Therapieeinheiten pro Woche
.17 8 Therapieeinheiten pro Woche
.18 9 Therapieeinheiten pro Woche

.19	10 Therapieeinheiten pro Woche
.1a	11 Therapieeinheiten pro Woche
.1b	12 Therapieeinheiten pro Woche
.1c	13 Therapieeinheiten pro Woche
.1d	14 Therapieeinheiten pro Woche
.1e	15 Therapieeinheiten pro Woche
.1f	16 Therapieeinheiten pro Woche
.1g	Mehr als 16 Therapieeinheiten pro Woche

9-649.2	Gruppentherapie durch Ärzte
.20	Bis 1 Therapieeinheit pro Woche
.21	Mehr als 1 bis 2 Therapieeinheiten pro Woche
.22	Mehr als 2 bis 3 Therapieeinheiten pro Woche
.23	Mehr als 3 bis 4 Therapieeinheiten pro Woche
.24	Mehr als 4 bis 5 Therapieeinheiten pro Woche
.25	Mehr als 5 bis 6 Therapieeinheiten pro Woche
.26	Mehr als 6 bis 7 Therapieeinheiten pro Woche
.27	Mehr als 7 bis 8 Therapieeinheiten pro Woche
.28	Mehr als 8 bis 9 Therapieeinheiten pro Woche
.29	Mehr als 9 bis 10 Therapieeinheiten pro Woche
.2a	Mehr als 10 bis 11 Therapieeinheiten pro Woche
.2b	Mehr als 11 bis 12 Therapieeinheiten pro Woche
.2c	Mehr als 12 bis 13 Therapieeinheiten pro Woche
.2d	Mehr als 13 bis 14 Therapieeinheiten pro Woche
.2e	Mehr als 14 bis 15 Therapieeinheiten pro Woche
.2f	Mehr als 15 bis 16 Therapieeinheiten pro Woche
.2g	Mehr als 16 Therapieeinheiten pro Woche

9-649.3	Einzeltherapie durch Psychologen
.30	1 Therapieeinheit pro Woche
.31	2 Therapieeinheiten pro Woche
.32	3 Therapieeinheiten pro Woche
.33	4 Therapieeinheiten pro Woche
.34	5 Therapieeinheiten pro Woche
.35	6 Therapieeinheiten pro Woche

.36 7 Therapieeinheiten pro Woche
.37 8 Therapieeinheiten pro Woche
.38 9 Therapieeinheiten pro Woche
.39 10 Therapieeinheiten pro Woche
.3a 11 Therapieeinheiten pro Woche
.3b 12 Therapieeinheiten pro Woche
.3c 13 Therapieeinheiten pro Woche
.3d 14 Therapieeinheiten pro Woche
.3e 15 Therapieeinheiten pro Woche
.3f 16 Therapieeinheiten pro Woche
.3g Mehr als 16 Therapieeinheiten pro Woche

9-649.4 Gruppentherapie durch Psychologen
.40 Bis 1 Therapieeinheit pro Woche
.41 Mehr als 1 bis 2 Therapieeinheiten pro Woche
.42 Mehr als 2 bis 3 Therapieeinheiten pro Woche
.43 Mehr als 3 bis 4 Therapieeinheiten pro Woche
.44 Mehr als 4 bis 5 Therapieeinheiten pro Woche
.45 Mehr als 5 bis 6 Therapieeinheiten pro Woche
.46 Mehr als 6 bis 7 Therapieeinheiten pro Woche
.47 Mehr als 7 bis 8 Therapieeinheiten pro Woche
.48 Mehr als 8 bis 9 Therapieeinheiten pro Woche
.49 Mehr als 9 bis 10 Therapieeinheiten pro Woche
.4a Mehr als 10 bis 11 Therapieeinheiten pro Woche
.4b Mehr als 11 bis 12 Therapieeinheiten pro Woche
.4c Mehr als 12 bis 13 Therapieeinheiten pro Woche
.4d Mehr als 13 bis 14 Therapieeinheiten pro Woche
.4e Mehr als 14 bis 15 Therapieeinheiten pro Woche
.4f Mehr als 15 bis 16 Therapieeinheiten pro Woche
.4g Mehr als 16 Therapieeinheiten pro Woche

9-649.5 Einzeltherapie durch Spezialtherapeuten
.50 1 Therapieeinheit pro Woche
.51 2 Therapieeinheiten pro Woche
.52 3 Therapieeinheiten pro Woche
.53 4 Therapieeinheiten pro Woche

.54	5 Therapieeinheiten pro Woche
.55	6 Therapieeinheiten pro Woche
.56	7 Therapieeinheiten pro Woche
.57	8 Therapieeinheiten pro Woche
.58	9 Therapieeinheiten pro Woche
.59	10 Therapieeinheiten pro Woche
.5a	11 Therapieeinheiten pro Woche
.5b	12 Therapieeinheiten pro Woche
.5c	13 Therapieeinheiten pro Woche
.5d	14 Therapieeinheiten pro Woche
.5e	15 Therapieeinheiten pro Woche
.5f	16 Therapieeinheiten pro Woche
.5g	17 Therapieeinheiten pro Woche
.5h	18 Therapieeinheiten pro Woche
.5j	19 Therapieeinheiten pro Woche
.5k	20 Therapieeinheiten pro Woche
.5m	21 Therapieeinheiten pro Woche
.5n	22 Therapieeinheiten pro Woche
.5p	23 Therapieeinheiten pro Woche
.5q	24 Therapieeinheiten pro Woche
.5r	Mehr als 24 Therapieeinheiten pro Woche
9-649.6	Gruppentherapie durch Spezialtherapeuten
.60	Bis 1 Therapieeinheit pro Woche
.61	Mehr als 1 bis 2 Therapieeinheiten pro Woche
.62	Mehr als 2 bis 3 Therapieeinheiten pro Woche
.63	Mehr als 3 bis 4 Therapieeinheiten pro Woche
.64	Mehr als 4 bis 5 Therapieeinheiten pro Woche
.65	Mehr als 5 bis 6 Therapieeinheiten pro Woche
.66	Mehr als 6 bis 7 Therapieeinheiten pro Woche
.67	Mehr als 7 bis 8 Therapieeinheiten pro Woche
.68	Mehr als 8 bis 9 Therapieeinheiten pro Woche
.69	Mehr als 9 bis 10 Therapieeinheiten pro Woche
.6a	Mehr als 10 bis 11 Therapieeinheiten pro Woche
.6b	Mehr als 11 bis 12 Therapieeinheiten pro Woche
.6c	Mehr als 12 bis 13 Therapieeinheiten pro Woche

	.6d	Mehr als 13 bis 14 Therapieeinheiten pro Woche
	.6e	Mehr als 14 bis 15 Therapieeinheiten pro Woche
	.6f	Mehr als 15 bis 16 Therapieeinheiten pro Woche
	.6g	Mehr als 16 bis 17 Therapieeinheiten pro Woche
	.6h	Mehr als 17 bis 18 Therapieeinheiten pro Woche
	.6j	Mehr als 18 bis 19 Therapieeinheiten pro Woche
	.6k	Mehr als 19 bis 20 Therapieeinheiten pro Woche
	.6m	Mehr als 20 bis 21 Therapieeinheiten pro Woche
	.6n	Mehr als 21 bis 22 Therapieeinheiten pro Woche
	.6p	Mehr als 22 bis 23 Therapieeinheiten pro Woche
	.6q	Mehr als 23 bis 24 Therapieeinheiten pro Woche
	.6r	Mehr als 24 Therapieeinheiten pro Woche
9-649.7		Einzeltherapie durch Pflegefachpersonen
	.70	1 Therapieeinheit pro Woche
	.71	2 Therapieeinheiten pro Woche
	.72	3 Therapieeinheiten pro Woche
	.73	4 Therapieeinheiten pro Woche
	.74	5 Therapieeinheiten pro Woche
	.75	6 Therapieeinheiten pro Woche
	.76	7 Therapieeinheiten pro Woche
	.77	8 Therapieeinheiten pro Woche
	.78	9 Therapieeinheiten pro Woche
	.79	10 Therapieeinheiten pro Woche
	.7a	11 Therapieeinheiten pro Woche
	.7b	12 Therapieeinheiten pro Woche
	.7c	13 Therapieeinheiten pro Woche
	.7d	14 Therapieeinheiten pro Woche
	.7e	15 Therapieeinheiten pro Woche
	.7f	16 Therapieeinheiten pro Woche
	.7g	17 Therapieeinheiten pro Woche
	.7h	18 Therapieeinheiten pro Woche
	.7j	19 Therapieeinheiten pro Woche
	.7k	20 Therapieeinheiten pro Woche
	.7m	21 Therapieeinheiten pro Woche

.7n 22 Therapieeinheiten pro Woche
.7p 23 Therapieeinheiten pro Woche
.7q 24 Therapieeinheiten pro Woche
.7r Mehr als 24 Therapieeinheiten pro Woche

9-649.8 Gruppentherapie durch Pflegefachpersonen
.80 Bis 1 Therapieeinheit pro Woche
.81 Mehr als 1 bis 2 Therapieeinheiten pro Woche
.82 Mehr als 2 bis 3 Therapieeinheiten pro Woche
.83 Mehr als 3 bis 4 Therapieeinheiten pro Woche
.84 Mehr als 4 bis 5 Therapieeinheiten pro Woche
.85 Mehr als 5 bis 6 Therapieeinheiten pro Woche
.86 Mehr als 6 bis 7 Therapieeinheiten pro Woche
.87 Mehr als 7 bis 8 Therapieeinheiten pro Woche
.88 Mehr als 8 bis 9 Therapieeinheiten pro Woche
.89 Mehr als 9 bis 10 Therapieeinheiten pro Woche
.8a Mehr als 10 bis 11 Therapieeinheiten pro Woche
.8b Mehr als 11 bis 12 Therapieeinheiten pro Woche
.8c Mehr als 12 bis 13 Therapieeinheiten pro Woche
.8d Mehr als 13 bis 14 Therapieeinheiten pro Woche
.8e Mehr als 14 bis 15 Therapieeinheiten pro Woche
.8f Mehr als 15 bis 16 Therapieeinheiten pro Woche
.8g Mehr als 16 bis 17 Therapieeinheiten pro Woche
.8h Mehr als 17 bis 18 Therapieeinheiten pro Woche
.8j Mehr als 18 bis 19 Therapieeinheiten pro Woche
.8k Mehr als 19 bis 20 Therapieeinheiten pro Woche
.8m Mehr als 20 bis 21 Therapieeinheiten pro Woche
.8n Mehr als 21 bis 22 Therapieeinheiten pro Woche
.8p Mehr als 22 bis 23 Therapieeinheiten pro Woche
.8q Mehr als 23 bis 24 Therapieeinheiten pro Woche
.8r Mehr als 24 Therapieeinheiten pro Woche

9-65–9-69 Behandlung bei psychischen und psychosomatischen Störungen und Verhaltensstörungen bei Kindern und Jugendlichen

Hinw.: Ein Kode aus diesem Bereich ist nur für Leistungen anzugeben, die in Einrichtungen im Geltungsbereich des § 17d KHG erbracht wurden. Die gleichzeitige somatische Diagnostik und Behandlung sind gesondert zu kodieren.

9-65 Psychiatrisch-psychosomatische Regelbehandlung bei psychischen und psychosomatischen Störungen und Verhaltensstörungen bei Kindern und Jugendlichen

Exkl.:

- Psychiatrisch-psychosomatische Intensivbehandlung bei psychischen und psychosomatischen Störungen und Verhaltensstörungen bei Kindern und Jugendlichen (9-672)
- Psychiatrisch-psychosomatische Behandlung im besonderen Setting (Eltern-Kind-Setting) bei psychischen und psychosomatischen Störungen und Verhaltensstörungen bei Kindern und Jugendlichen (9-686)

Hinw.: Die Erbringung von Behandlungsmaßnahmen im stationsersetzenden Umfeld und als halbtägige tagesklinische Behandlung (9-691 ff.), der erhöhte Betreuungsaufwand (9-693 ff.), die spezifische Behandlung im besonderen Setting bei substanzbedingten Störungen (9-694 ff.) und der Einsatz von Gebärdensprachdolmetschern (9-510 ff.) sind gesondert zu kodieren.

Dieser Kode ist für die Behandlung von Patienten anzuwenden, die bei stationärer Aufnahme das 18. Lebensjahr noch nicht vollendet haben (bei deutlichen Entwicklungsdefiziten auch für Heranwachsende bis zum vollendeten 21. Lebensjahr).

Dieser Kode ist sowohl für die voll- als auch für die teilstationäre Behandlung zu verwenden.

Die Anzahl der Therapieeinheiten pro Woche ist für jede Berufsgruppe getrennt nach Einzel- und Gruppentherapie gesondert zu kodieren (9-696 ff.).

Mindestmerkmale:

- Wöchentliche Teambesprechung mit Vertretern aus mindestens 2 unterschiedlichen Berufsgruppen zur Beratung des weiteren Behandlungsverlaufs (bei Aufenthalten von mehr als 6 Tagen) oder eine ausführliche Behandlungsplanung mit Vertretern aus mindestens 2 unterschiedlichen Berufsgruppen mindestens alle 4 Wochen
- Die Anwendung der unterschiedlichen Therapieverfahren erfolgt nach ärztlicher Indikation patientenbezogen in unterschiedlichen Kombinationen in einem kind- und/oder jugendgerechten, milieutherapeutischen Setting mit entwicklungsspezifischem Umgang und Anleitung und mit Bezug auf das oder im Lebensumfeld des Patienten
- Vorhandensein von Vertretern der folgenden Berufsgruppen in der Einrichtung:
  - Ärzte (Facharzt für Kinder- und Jugendpsychiatrie und -psychotherapie)
  - Psychologen (Kinder- und Jugendlichenpsychotherapeut, psychologischer Psychotherapeut, Diplom-Psychologe oder Master of Science in Psychologie)
  - Mindestens 2 Spezialtherapeutengruppen (z. B. Ergotherapeuten, Sozialarbeiter, Heilpädagogen, Bewegungs-, Erlebnis-, Kreativtherapeuten, Logopäden)
  - Pädagogisch-pflegerische Fachpersonen (z. B. (Kinder-)Gesundheits- und Krankenpflegepersonal, Erzieher, Heilerziehungspfleger, Jugend- und Heimerzieher)
- Als angewandte Verfahren der ärztlichen und psychologischen Berufsgruppen gelten folgende Verfahren oder im Aufwand vergleichbare Verfahren:
  - Ärztliches oder psychologisches Einzelgespräch
  - Einzelpsychotherapie mit kind- und jugendgerechten Verfahren
  - Gruppenpsychotherapie und Entspannungsverfahren
  - Elterngespräche, Familiengespräche und Familientherapie und/oder Gespräche mit Bezugspersonen aus dem Herkunftsmilieu (z. B. Jugendhilfe, Pflegefamilie)
  - Gespräche und Beratungen mit Richtern oder Behördenvertretern

  - Somato-psychosomatisches ärztliches Gespräch
  - Aufklärung (Kind/Jugendlicher und Bezugspersonen), Complianceförderung und Monitoring im Rahmen der ärztlich indizierten Psychopharmakotherapie
- Als angewandte Verfahren der pädagogisch-pflegerischen Fachpersonen und der Spezialtherapeuten gelten folgende Verfahren oder im Aufwand vergleichbare Verfahren:
  - Behandlungseinheiten durch die kinder- und jugendpsychiatrische Pflege/Bezugspflege des Pflege- und Erziehungsdienstes (z. B. alltagsbezogenes Training, Anleitung und Förderung der Selbständigkeit, Stuhltraining, Esstraining, Verstärkerplan, Feedbackrunden)
  - Begleitung in die Patientengruppe
  - Anleitung bei sozialer Interaktion
  - Gelenkte Freizeitaktivitäten, Medienpädagogik, Erlebnispädagogik/-therapie mit therapeutischem Auftrag gemäß Gesamtbehandlungsplan
  - Angehörigengespräche und gezielte Anleitung der Bezugspersonen aus dem Herkunftsmilieu
  - Heilpädagogische oder ergotherapeutische Förder- und Behandlungsverfahren
  - Spezielle psychosoziale Techniken (z. B. Sozialkompetenztraining, Anleitung zu gemeinsamen Aktivitäten mit Mitpatienten wie Spiel, Sport, Freizeit)
  - Kreativtherapien (z. B. Tanztherapie, Kunsttherapie, Musiktherapie)
  - Erlebnispädagogik und -therapie
  - Bewegungstherapie, Mototherapie, Logopädie
  - Übende Verfahren und prospektive Hilfekoordination hinsichtlich der geplanten Reintegration in Schule und soziales Umfeld, inklusive Behandlung als Hometreatment
  - Entspannungsverfahren
  - Gespräche mit Behördenvertretern

9-656 Regelbehandlung bei psychischen und psychosomatischen Störungen und Verhaltensstörungen bei Kindern und Jugendlichen

9-67 Psychiatrisch-psychosomatische Intensivbehandlung bei psychischen und psychosomatischen Störungen und Verhaltensstörungen bei Kindern und Jugendlichen

Exkl.:

- Psychiatrisch-psychosomatische Regelbehandlung bei psychischen und psychosomatischen Störungen und Verhaltensstörungen bei Kindern und Jugendlichen (9-656)
- Psychiatrisch-psychosomatische Behandlung im besonderen Setting (Eltern-Kind-Setting) bei psychischen und psychosomatischen Störungen und Verhaltensstörungen bei Kindern und Jugendlichen (9-686)
- Spezifische Behandlung im besonderen Setting bei substanzbedingten Störungen bei Kindern und Jugendlichen (9-800)

Hinw.: Der erhöhte Betreuungsaufwand (9-693 ff.), die spezifische Behandlung im besonderen Setting bei substanzbedingten Störungen (9-694 ff.) und der Einsatz von Gebärdensprachdolmetschern (9-510 ff.) sind gesondert zu kodieren. Dieser Kode ist für die Behandlung von Patienten anzuwenden, die bei stationärer Aufnahme das 18. Lebensjahr noch nicht vollendet haben (bei deutlichen Entwicklungsdefiziten auch für Heranwachsende bis zum vollendeten 21. Lebensjahr)

Mindestmerkmale:

- Therapiezielorientierte Behandlung durch ein multiprofessionelles Team unter Leitung eines Facharzt für Kinder- und Jugendpsychiatrie und -psychotherapie
- Teambesprechung mit Vertretern aus mindestens 2 unterschiedlichen Berufsgruppen einmal pro Woche zur Beratung des weiteren Behandlungsverlaufs

- Vorhandensein von Vertretern der folgenden Berufsgruppen in der Einrichtung:
  - Ärzte (Facharzt für Kinder- und Jugendpsychiatrie und -psychotherapie)
  - Ggf. Psychologen (Kinder- und Jugendlichenpsychotherapeut, psychologischer Psychotherapeut, Diplom-Psychologe oder Master of Science in Psychologie)
  - Spezialtherapeuten (z. B. Ergotherapeuten, Sozialarbeiter, Heilpädagogen, Bewegungs-, Erlebnis-, Kreativtherapeuten)
  - Pädagogisch-pflegerische Fachpersonen (z. B. (Kinder-)Gesundheits- und Krankenpflegepersonal, Erzieher, Heilerziehungspfleger, Jugend- und Heimerzieher)
- Als angewandte Verfahren der ärztlichen und psychologischen Berufsgruppen gelten folgende Verfahren oder im Aufwand vergleichbare Verfahren:
  - Ärztliches oder psychologisches Einzelgespräch / einzeltherapeutische Intervention
  - Ärztliche oder psychologische therapeutische Familienkontakte bzw. Kontakt mit Bezugspersonen aus dem Herkunftsmilieu (z. B. Jugendhilfe, Pflegefamilie), Familientherapie
  - Anleitung von anderen Teammitgliedern im Umgang mit dem Patienten, z. B. Begleitung von Deeskalationen (desaktualisierendes „Talking down" bis hin zu Freiheitseinschränkung oder Freiheitsentzug)
  - (Störungsspezifische) Psychoedukation
  - Aufklärung (Kinder/Jugendliche und Bezugspersonen), Complianceförderung und enges Monitoring im Rahmen der ärztlich indizierten Psychopharmakotherapie
  - Monitoring und ärztliche Behandlung von Entzugssymptomatik
  - Begleitung bei richterlichen Anhörungen oder (fach-) ärztliche Stellungnahmen zur Unterbringung
- Als angewandte Verfahren der pädagogisch-pflegerischen Fachpersonen und Spezialtherapeuten gelten folgende Verfahren oder im Aufwand vergleichbare Verfahren:

- Einzelbegleitung bei sozialen Aktivitäten in der Kleinstgruppe (z. B. Mahlzeiten, Freizeit) zur Vermeidung von Überforderung oder Konflikten
- Sofern ärztlich vertretbar, Begleitung bei Ausgang
- Angehörigengespräche und gezielte Anleitung der Bezugspersonen aus dem familiären oder sozialen Raum, Begleitung von Besuchskontakten auf der Station
- Gespräche mit Behördenvertretern
- Ergotherapeutische Behandlungsverfahren, Bewegungstherapie, Krankengymnastik, Kunst- und Musiktherapie, Entspannungsverfahren in Einzelkontakt oder Kleinstgruppe
- Interventionen hinsichtlich der geplanten Überleitung in die Regelbehandlung oder rehabilitative Anschlussmaßnahmen (z. B. Jugendhilfe)
- Die Patienten weisen mindestens eines der nachfolgenden Merkmale auf:
  - Deutlich erhöhter Pflegeaufwand
    Die Patienten benötigen deutlich über das altersübliche Maß hinaus Unterstützung bei Aktivitäten des täglichen Lebens im Sinne intensiver pflegerischer Maßnahmen (z.B. Unterstützung bei der Nahrungsaufnahme, bei Hygienemaßnahmen, bei Bettlägerigkeit oder bei anderen schweren körperlichen Einschränkungen/Erkrankungen und Behinderungen (auch Behinderungen der Sinnesorgane); und/oder sie benötigen Aktivierung zum Aufstehen und zur Teilnahme am Gruppenleben); oder sie benötigen kontinuierliche Überwachung wegen drohender somatischer Dekompensation bei vitaler Gefährdung (z. B. Herzrhythmusstörungen oder Elektrolytentgleisungen durch unzureichende Nahrungsaufnahme bei Anorexia nervosa) oder bei Stoffwechselstörung oder Intoxikation
  - Erhöhter Einzelbetreuungsaufwand wegen mangelnder Gruppenfähigkeit
    Die Patienten sind störungsbedingt nicht gruppenfähig (z. B. wegen hoher Impulsivität, hohem Erregungsniveau, Manipulationen und Bedro-

hungen von Mitpatienten, Manipulation mit Nahrung, Schutz vor Reizüberflutung), so dass sie von der Gruppe separiert werden müssen, enge Führung oder ständige Ansprache brauchen

- Selbstgefährdung
  Die Patienten sind nicht absprachefähig oder ihr Verhalten ist nicht vorhersehbar; sie sind störungsbedingt nicht in der Lage, auch nur für kurze Zeit für sich Verantwortung zu übernehmen
- Fremdaggressives Verhalten mit deutlicher Beeinträchtigung des Gruppenmilieus
  Die Patienten zeigen fremdaggressives Verhalten wie Zerstören von Gegenständen, Bespucken von Mitpatienten und Mitarbeitern, massive Bedrohungen von Mitpatienten und/oder Mitarbeitern oder Tätlichkeiten, sofern nicht mit Einzelbetreuung oder Freiheitseinschränkung separiert oder deeskaliert wird
- Störungsbedingt nicht einschätzbarer nicht kooperationsfähiger Patient
  Die Patienten zeigen stark wechselhafte Zustände oder Desorientierung oder z. B. psychosebedingte Nicht-Erreichbarkeit; oder sie sind nicht erreichbar für Kooperation, verweigern sich allem, zeigen in keinem Bereich der Klinik Regelakzeptanz
- Erforderliche Maßnahmen zur Gefahrabwendung
  Die Patienten benötigen Maßnahmen wie z. B. Isolierung, Fixierung, Festhalten, Zwangsmedikation, Zwangssondierung, Beschränken des Aktionsradius auf die Station bei geschlossener Tür oder es muss stete Bereitschaft dazu und Verfügbarkeit dieser Maßnahmen bestehen, sofern nicht durch hohen Einsatz deeskaliert werden kann
- Substanzbedingt erhöhter Betreuungsbedarf
  Kontinuierliches Alkohol- oder Drogencraving mit starker Unruhe oder akuter, auch protrahierter Alkohol- oder Drogenentzug
- Für den Nachweis der Merkmale ist die Regeldokumentation in der Patientenakte ausreichend

9-672 Psychiatrisch-psychosomatische Intensivbehandlung bei psychischen und psychosomatischen Störungen und Verhaltensstörungen bei Kindern und Jugendlichen

9-68 Psychiatrisch-psychosomatische Behandlung im besonderen Setting (Eltern-Kind-Setting) bei psychischen und psychosomatischen Störungen und Verhaltensstörungen bei Kindern und Jugendlichen

Exkl.:

- Psychiatrisch-psychosomatische Regelbehandlung bei psychischen und psychosomatischen Störungen und Verhaltensstörungen bei Kindern und Jugendlichen (9-656)
- Psychiatrisch-psychosomatische Intensivbehandlung bei psychischen und psychosomatischen Störungen und Verhaltensstörungen bei Kindern und Jugendlichen (9-672) sowie Jugendliche mit der Fähigkeit zur Ablösung

---

Hinw.: Die Erbringung von Behandlungsmaßnahmen im stationsersetzenden Umfeld und als halbtägige tagesklinische Behandlung (9-691 ff.) und der Einsatz von Gebärdensprachdolmetschern (9-510 ff.) sind gesondert zu kodieren.

Dieser Kode ist für die Behandlung von Patienten anzuwenden, die bei stationärer Aufnahme das 18. Lebensjahr noch nicht vollendet haben (bei deutlichen Entwicklungsdefiziten auch für Heranwachsende bis zum vollendeten 21. Lebensjahr).

Es findet eine Behandlung von psychisch kranken Kindern oder retardierten Jugendlichen oder von Kindern/Jugendlichen mit psychischer Symptomatik gemeinsam mit Eltern und ggf. Geschwistern statt, wenn die Eltern-Kind-Dynamik einen wesentlichen Faktor zur Entstehung oder Aufrechterhaltung der Störung darstellt.

Die Behandlung in diesem Setting dient der Erlangung einer entwicklungsfördernden Mutter7Vater-Kind-Interaktion unter störungsspezifischen Aspekten.

Dieser Kode ist nicht anzuwenden bei Jugendlichen mit der Fähigkeit zur Ablösung.

Dieser Kode ist sowohl für die voll- als auch die teilstationäre Behandlung zu verwenden.

Dieser Kode ist zu Beginn der Behandlung und bei jedem Wechsel der Behandlungsart anzugeben.

Die Anzahl der Therapieeinheiten pro Woche ist für jede Berufsgruppe getrennt nach Einzel- und Gruppentherapie gesondert zu kodieren (9-696 ff.).

Mindestmerkmale:

- Therapiezielorientierte Behandlung durch ein multiprofessionelles Team unter Leitung eines Facharztes für Kinder- und Jugendpsychiatrie und -psychotherapie
- Wöchentliche Teambesprechung mit Vertretern aus mindestens 2 unterschiedlichen Berufsgruppen zur Beratung des weiteren Behandlungsverlaufs (bei Aufenthalten von mehr als 6 Tagen)
- Die Anwendung der unterschiedlichen Therapieverfahren erfolgt nach ärztlicher Indikation patientenbezogen in unterschiedlichen Kombinationen in einem kind- und familiengerechten, milieutherapeutischen Setting mit entwicklungsspezifischem Umgang und Anleitung
- Zum Konzept der Spezialeinheit für die Behandlung im besonderen Setting gehören: Familiendiagnostik mit evaluierten Verfahren, Interaktionsbeobachtung und -förderung der Eltern-Kind-Beziehung (z. B. unter bindungstheoretischen Gesichtspunkten); Einzelgespräche mit den Eltern (bzw. Elternteilen), Paargespräche, Eltern-Gruppentherapie bzw. Multifamilientherapie, Eltern-Kind-Spieltherapie; Alltagsgestaltung unter Supervision; sozial- bzw. lebensraumorientierte Arbeit sowie prospektive Hilfekoordination
- Vorhandensein von Vertretern der folgenden Berufsgruppen in der Einrichtung:
  - Ärzte (Facharzt für Kinder- und Jugendpsychiatrie und -psychotherapie)

  - Psychologen (Kinder- und Jugendlichenpsychotherapeut, psychologischer Psychotherapeut, Diplom-Psychologe oder Master of Science in Psychologie)
  - Mindestens 2 Spezialtherapeutengruppen (z. B. Ergotherapeuten, Sozialarbeiter, Heilpädagogen, Bewegungs-, Erlebnis-, Kreativtherapeuten)
  - Pädagogisch-pflegerische Fachpersonen (z. B. (Kinder-) Gesundheits- und Krankenpflegepersonal, Erzieher, Heilerziehungspfleger, Jugend- und Heimerzieher)
- Als angewandte Verfahren der ärztlichen und psychologischen Berufsgruppen gelten folgende Verfahren oder im Aufwand vergleichbare Verfahren:
  - Ärztliches oder psychologisches Einzelgespräch
  - Einzeltherapie von Kind oder Eltern(teil)
  - Paargespräche, Eltern-Gruppentherapie, Multifamilientherapie
  - Helferkonferenzen (z. B. Jugendhilfe), Gespräche und Beratungen mit Richtern oder Behördenvertretern
  - Somato-psychosomatisches ärztliches Gespräch
  - Aufklärung (Kind und Bezugspersonen), Complianceförderung und Monitoring im Rahmen der ärztlich indizierten Psychopharmakotherapie
- Als angewandte Verfahren der pädagogisch-pflegerischen Fachpersonen und Spezialtherapeuten gelten folgende Verfahren oder im Aufwand vergleichbare Verfahren:
  - Gezielte Anleitung der Bezugspersonen aus dem Herkunftsmilieu/Eltern
  - Behandlungseinheiten durch die kinderpsychiatrische bzw. jugendpsychiatrische Pflege/Bezugspflege des Pflege- und Erziehungsdienstes (z. B. alltagsbezogenes Training, Anleitung und Förderung der Selbständigkeit, Stuhltraining, Esstraining, Verstärkerplan, Feedbackrunden)
  - Unterstützung (der Eltern) bei alltäglichen Verrichtungen und Förderung der selbständigen Konfliktklärung

mit dem Kind, ggf. mit Video-Feedback, ggf. mit spezifischen Deeskalationstechniken
- Begleitung in die Eltern-Kindergruppe
- Gelenkte Freizeitaktivitäten, Medienpädagogik, Erlebnispädagogik/-therapie
- Heilpädagogische/ergotherapeutische Förder- und Behandlungsverfahren einzeln und als Eltern-Kind-Interaktionsförderung
- spezielle psychosoziale Techniken (z. B. Sozialkompetenztraining in der Eltern-Kind-Gruppe, Anleitung zu gemeinsamem Spiel)
- Kreativtherapien (z. B. Kunsttherapie)
- Bewegungstherapie, ggf. in der Eltern-Kind-Gruppe
- Einübung spezialisierter Therapiemodule gemeinsam mit den Eltern
- Gespräche mit Behördenvertretern
- Prospektive Hilfekoordination hinsichtlich der geplanten Reintegration in Schule und soziales Umfeld

9-686 Psychiatrisch-psychosomatische Behandlung im besonderen Setting (Eltern-Kind-Setting) bei psychischen und psychosomatischen Störungen und Verhaltensstörungen bei Kindern und Jugendlichen

9-69 Zusatzinformationen zur Behandlung bei psychischen und psychosomatischen Störungen und Verhaltensstörungen bei Kindern und Jugendlichen

9-691 Erbringung von Behandlungsmaßnahmen im stationsersetzenden Umfeld und als halbtägige tagesklinische Behandlung bei Kindern und Jugendlichen

Hinw.: Diese Kodes sind Zusatzkodes. Sie können nur in Kombination mit der psychiatrisch-psychosomatischen Regelbehandlung bei psychischen und psychosomatischen Störungen und Verhaltensstörungen bei Kindern und Jugendlichen (9-656), der psychiatrisch-psychosomatischen Behandlung im besonderen Setting (Eltern-Kind-Setting) bei psychischen und psychosomatischen Störungen und Verhaltensstörungen bei Kindern und Jugendlichen (9-686) angegeben werden.

Ein Kode aus diesem Bereich ist für jeden Tag, an dem die Leistung erbracht wird, gesondert anzugeben.

Die Mindestmerkmale der Kodes 9-656 (u. a. Leistungserbringung durch ein multiprofessionelles, fachärztlich geleitetes Behandlungsteam) müssen erfüllt sein.

9-691.0 Ganztägiges Hometreatment

Hinw.: Dieser Kode ist nur anzugeben für die Behandlung im Rahmen von Modellvorhaben nach § 64b SGB V.

Die Behandlung des Patienten erfolgt im häuslichen Umfeld über mindestens 210 Minuten. Fahrzeiten werden dabei nicht angerechnet.

9-691.1 Halbtägiges Hometreatment

Hinw.: Dieser Kode ist nur anzugeben für die Behandlung im Rahmen von Modellvorhaben nach § 64b SGB V.

Die Behandlung des Patienten erfolgt im häuslichen Umfeld über mindestens 105 Minuten bis maximal 209 Minuten. Fahrzeiten werden dabei nicht angerechnet.

9-691.2 Halbtägige tagesklinische Behandlung

Hinw.: Intermittierende Behandlung des Patienten in der Tagesklinik.

Es werden mindestens eine Gruppentherapie über 60 Minuten und eine oder zwei Einzeltherapien über insgesamt mindestens 30 Minuten oder mindestens eine oder zwei Einzeltherapien über insgesamt mindestens 60 Minuten durchgeführt.

9-693 Erhöhter Betreuungsaufwand bei psychischen und psychosomatischen Störungen und Verhaltensstörungen bei Kindern und Jugendlichen

Hinw.: Diese Kodes sind Zusatzkodes. Sie können nur in Kombination mit der psychiatrisch-psychosomatischen Regelbehandlung bei psychischen und psychosomatischen Störungen und Verhaltensstörungen bei Kindern und Jugendlichen (9-656) und der psychiatrisch-psychosomatischen Intensivbehandlung bei psychischen und psychosomatischen Störungen und Verhaltensstörungen bei Kindern und Jugendlichen (9-672) angegeben werden, wenn die intensive Betreuung in einer Kleinstgruppe oder die Einzelbetreuung indikationsspezifisch erforderlich ist.

Ein Kode aus diesem Bereich ist für die Behandlung von Patienten anzuwenden, die bei stationärer Aufnahme das 18. Lebensjahr noch nicht vollendet haben (bei deutlichen Entwicklungsdefiziten auch für Heranwachsende bis zum vollendeten 21. Lebensjahr).

Diese Kodes sind für jeden Behandlungstag einzeln anzugeben.

Es können für einen Tag sowohl Kodes aus dem Bereich 9-693.0 ff. als auch aus dem Bereich 9-693.1 ff. angegeben werden.

Sofern die intensive Betreuung in einer Kleinstgruppe oder Einzelbetreuung an Wochenenden, Feiertagen, Aufnahme- oder Entlassungstagen stattfindet, ist diese ebenfalls zu berücksichtigen.

Ein Kode aus diesem Bereich ist nicht für Patienten anzuwenden, bei denen autonome soziale Integration, wie der Besuch einer externen Regelschule oder ein externes Praktikum, vorliegt.

Bei der Berechnung der Stunden für die Einzelbetreuung und intensive Beaufsichtigung mit Überwachung in einer Kleinstgruppe werden Einzelkontakte durch alle Berufsgruppen berücksichtigt. Bei Einzelbetreuung durch mehr als eine Person sind die jeweiligen Zeiten für jede betreuende Person anzurechnen. Die für die intensive Betreuung in einer Kleinstgruppe oder Einzelbetreuung aufgewendete Zeit kann nicht für die Berechnung der Therapieeinheiten (9-696 ff.) angerechnet werden.

Mindestmerkmale:

- Therapiezielorientierte Behandlung durch ein multiprofessionelles Team unter Leitung eines Facharztes für Kinder- und Jugendpsychiatrie und -psychotherapie
- Persönliche Einzelbetreuung oder intensive persönliche Betreuung in der Kleinstgruppe durch pädagogisch-pflegerisches Personal unter Vorhaltung eines Beziehungsangebots

- Einzelbegleitung bei sozialen Aktivitäten in der Kleinstgruppe (z. B. Mahlzeiten, Freizeit), soweit ärztlich vertretbar, zur Vermeidung von Überforderung oder Konflikten
- Mindestens wöchentliche ärztliche Anordnung und Überprüfung der Betreuungsmaßnahmen
- Ggf. gezielte, indizierte störungsspezifische Interventionen
- Begleitung bei Ausgang, sofern ärztlich vertretbar
- Wenn notwendig Begleitung von Besucherkontakten auf der Station

9-693.0 Intensive Betreuung in einer Kleinstgruppe bei psychischen und/oder psychosomatischen Störungen und Verhaltensstörungen bei Kindern und Jugendlichen

Hinw.: Zu einer Kleinstgruppe gehören bis zu 3 Kinder und/oder Jugendliche.

.00 Mindestens 1 bis zu 2 Stunden pro Tag
.01 Mehr als 2 bis zu 4 Stunden pro Tag
.02 Mehr als 4 bis zu 8 Stunden pro Tag
.03 Mehr als 8 bis zu 12 Stunden pro Tag
.04 Mehr als 12 bis zu 18 Stunden pro Tag
.05 Mehr als 18 Stunden pro Tag

9-693.1 Einzelbetreuung bei psychischen und psychosomatischen Störungen und Verhaltensstörungen bei Kindern und Jugendlichen
.10 Mindestens 1 bis zu 2 Stunden pro Tag
.11 Mehr als 2 bis zu 4 Stunden pro Tag
.12 Mehr als 4 bis zu 8 Stunden pro Tag
.13 Mehr als 8 bis zu 12 Stunden pro Tag
.14 Mehr als 12 bis zu 18 Stunden pro Tag
.15 Mehr als 18 Stunden pro Tag

9-694 Spezifische Behandlung im besonderen Setting bei substanzbedingten Störungen bei Kindern und Jugendlichen

Hinw.: Diese Kodes sind Zusatzkodes. Sie können nur in Kombination mit der psychiatrisch-psychosomatischen Regelbehandlung bei psychischen und psychosomatischen Störungen und Verhaltensstörungen bei Kindern und Jugendlichen (9-656) und der psychiatrisch-psychosomatischen Intensivbehandlung bei psychischen und psychosomatischen Störungen und Verhaltensstörungen bei Kindern und Jugendlichen (9-672) angegeben werden.

Wird die spezifische Behandlung im besonderen Setting bei substanzbedingten Störungen unterbrochen, so wird für jede Behandlungsepisode ein Kode aus diesem Bereich angegeben.

Bei einer Behandlung an mehr als 28 Behandlungstagen ist die Zählung von neuem zu beginnen und es wird ein weiterer Kode aus diesem Bereich angegeben.

Ein Kode aus diesem Bereich kann bei einfachem oder multiplem Substanzmissbrauch kodiert werden und gilt für alle Formen des Konsums.

Die im Rahmen der spezifischen Behandlung im besonderen Setting bei substanzbedingten Störungen bei Kindern und Jugendlichen anfallenden Therapieeinheiten werden bei den Zusatzkodes (9-696 ff.) angegeben.

Mindestmerkmale (für den stationären Gesamtaufenthalt zu erbringende Maßnahmen):

- Multidisziplinäre Versorgung von Kindern und Jugendlichen auf einer Spezialstation für Suchtpatienten bis zum vollendeten 18. Lebensjahr (bei deutlichen Entwicklungsdefiziten auch für Heranwachsende bis zum vollendeten 21. Lebensjahr) unter Leitung eines Arztes für Kinder- und Jugendpsychiatrie und -psychotherapie, mit individuellem, ärztlich indiziertem Einsatz von Fachtherapien wie z. B. Ergotherapie oder körperbezogene Therapieverfahren, mit schulischem Angebot (sofern schulpflichtig oder berufsschulpflichtig), mit entwicklungsspezifischem Umgang und Anleitung, mit Bezug auf das oder im Lebensumfeld des Patienten im besonderen suchtspezifischen

Setting. Diese Stationen haben ein hochstrukturiertes therapeutisches Milieu und arbeiten nach einem integrierten, auf das Störungsbild zugeschnittenen Konzept. Die folgenden Merkmale sind mindestens Teil des Konzeptes:

- Somatische Entgiftung, ggf. über Substitutionsmittel oder andere pharmakologische Unterstützung sowie suchtspezifische roborierende Maßnahmen, differenzierte somatische Befunderhebung mit Behandlung von Folge- und Begleiterkrankungen
- Aufklärung über Abhängigkeitserkrankungen, Gesundheits- und Selbstfürsorgetrainings, soziales Kompetenztraining, Stabilisierung der familiären und/oder psychosozialen Situation, Klärung und Anbahnung der schulischen/beruflichen Wiedereingliederung, ggf. juristische und sozialrechtliche Anspruchsklärung sowie Behandlung nach Traumatisierung, Motivierung zur problemspezifischen Weiterbehandlung und Vermittlung, ggf. Einleitung suchtspezifischer Anschlussbehandlungen oder erforderlicher Jugendhilfemaßnahmen
- Standardisiertes suchtmedizinisches Assessment sowie Erhebung eines nicht substanzgebundenen Suchtverhaltens
- Sofern erforderlich Begleitung bei Klärungen mit juristischen Instanzen
- Diagnostik und Behandlung von kinder- und jugendpsychiatrischer Komorbidität bzw. einer kinder- und jugendpsychiatrischen Grundstörung
- Familienarbeit, sofern die Herkunftsfamilie kooperationsfähig ist, alternativ Arbeit mit Bezugspersonen aus Ersatzfamilien oder der Jugendhilfe

9-694.0	1 Behandlungstag
9-694.1	2 Behandlungstage
9-694.2	3 Behandlungstage
9-694.3	4 Behandlungstage
9-694.4	5 Behandlungstage
9-694.5	6 Behandlungstage

9-694.6	7 Behandlungstage
9-694.7	8 Behandlungstage
9-694.8	9 Behandlungstage
9-694.9	10 Behandlungstage
9-694.a	11 Behandlungstage
9-694.b	12 Behandlungstage
9-694.c	13 Behandlungstage
9-694.d	14 Behandlungstage
9-694.e	15 Behandlungstage
9-694.f	16 Behandlungstage
9-694.g	17 Behandlungstage
9-694.h	18 Behandlungstage
9-694.j	19 Behandlungstage
9-694.k	20 Behandlungstage
9-694.m	21 Behandlungstage
9-694.n	22 Behandlungstage
9-694.p	23 Behandlungstage
9-694.q	24 Behandlungstage
9-694.r	25 Behandlungstage
9-694.s	26 Behandlungstage
9-694.t	27 Behandlungstage
9-694.u	28 Behandlungstage

9-696 Anzahl der Therapieeinheiten pro Woche bei Kindern und Jugendlichen

Hinw.: Diese Kodes sind Zusatzkodes. Sie können nur in Kombination mit der psychiatrisch-psychosomatischen Regelbehandlung bei psychischen und psychosomatischen Störungen und Verhaltensstörungen bei Kindern und Jugendlichen (9-65), der psychiatrisch-psychosomatischen Intensivbehandlung bei psychischen und psychosomatischen Störungen und Verhaltensstörungen bei Kindern und Jugendlichen (9-67) und der psychiatrisch-psychosomatischen Behandlung im besonderen Setting (Eltern-Kind-Setting) bei psychischen und psychosomatischen Störungen und Verhaltensstörungen bei Kindern und Jugendlichen (9-68) angegeben werden.

Ein Kode aus diesem Bereich ist unabhängig von der Art der Behandlung einmal pro Woche anzugeben.

Als erste Woche gilt die Zeitspanne vom Tag der Aufnahme bis zum Ablauf der ersten 7 Tage usw. Erfolgt innerhalb der Woche ein Wechsel der Behandlungsart, z. B. von Regelbehandlung auf Intensivbehandlung, werden die Therapieeinheiten aus den verschiedenen Behandlungsarten für die jeweilige Berufsgruppe zusammengezählt. Erfolgt eine Versorgung an weniger als 7 Tagen (z. B. aufgrund einer Entlassung), werden auch dann die Therapieeinheiten der jeweiligen Berufsgruppe berechnet und entsprechend der Anzahl der erreichten Therapieeinheiten kodiert.

Sofern Therapieeinheiten an Wochenenden, Feiertagen, Aufnahme- oder Entlasstagen erbracht werden, sind diese ebenfalls zu berücksichtigen.

Als Einzeltherapie gilt eine zusammenhängende Therapie von mindestens 15 Minuten. Dies entspricht einer Therapieeinheit. Hierzu zählen auch Familientherapie oder Elterngespräche.

Gruppentherapien dauern ebenfalls mindestens 15 Minuten. Bei Eltern-Gruppentherapien oder Eltern-Kind-Gruppentherapien ist die Gruppengröße auf maximal 8 Familien oder 15 Teilnehmer begrenzt. Gruppen mit 4 bis 10 Teilnehmern werden in aller Regel nach dem 2-Therapeuten-Prinzip geführt. Gruppen mit 11 bis 15 Teilnehmern müssen nach dem 2-Therapeuten-Prinzip geführt werden. Pro Einzel- oder Gruppentherapie dürfen Therapieeinheiten für maximal 2 Therapeuten pro Patient angerechnet werden.

Die für die Diagnostik aufgewendete Zeit ist für die Berechnung der Therapieeinheiten entsprechend zu berücksichtigen.

Die Tabelle der pro Patient abrechenbaren Therapieeinheiten befindet sich im Anhang zum OPS.

Anerkannt werden alle Leistungen, die durch Mitarbeiter erbracht werden, die eine Ausbildung in der jeweiligen, beim Primärkode spezifizierten Berufsgruppe abgeschlossen haben und in einem dieser Berufsgruppe entsprechend vergüteten Beschäftigungsverhältnis stehen. Bei Psychotherapeuten in Ausbildung ist für eine Anerkennung der Leistungen Voraussetzung, dass diese Mitarbeiter eine Vergütung entsprechend ihrem Grundberuf, z. B. als Diplom-Psychologe oder Diplom-(Sozial-) Pädagoge, erhalten.

Für die Kodierung sind die durch die jeweilige Berufsgruppe erbrachten Therapieeinheiten getrennt nach Einzel- und Gruppentherapie zu addieren. Es sind für jede Berufsgruppe gesondert die entsprechenden Kodes anzugeben.

9-696.0 Keine Therapieeinheit pro Woche

Hinw.: Dieser Kode ist nur anzuwenden, wenn im Rahmen der Behandlung eines Patienten von keiner der 4 Berufsgruppen zusammenhängende Therapien von mindestens 15 Minuten pro Woche durchgeführt wurden.

9-696.1 Einzeltherapie durch Ärzte
.10 1 Therapieeinheit pro Woche
.11 2 Therapieeinheiten pro Woche
.12 3 Therapieeinheiten pro Woche
.13 4 Therapieeinheiten pro Woche
.14 5 Therapieeinheiten pro Woche
.15 6 Therapieeinheiten pro Woche
.16 7 Therapieeinheiten pro Woche
.17 8 Therapieeinheiten pro Woche
.18 9 Therapieeinheiten pro Woche
.19 10 Therapieeinheiten pro Woche
.1a 11 Therapieeinheiten pro Woche
.1b 12 Therapieeinheiten pro Woche
.1c 13 Therapieeinheiten pro Woche
.1d 14 Therapieeinheiten pro Woche
.1e 15 Therapieeinheiten pro Woche
.1f 16 Therapieeinheiten pro Woche
.1g Mehr als 16 Therapieeinheiten pro Woche

9-696.2 Gruppentherapie durch Ärzte
.20 Bis 1 Therapieeinheit pro Woche
.21 Mehr als 1 bis 2 Therapieeinheiten pro Woche
.22 Mehr als 2 bis 3 Therapieeinheiten pro Woche
.23 Mehr als 3 bis 4 Therapieeinheiten pro Woche
.24 Mehr als 4 bis 5 Therapieeinheiten pro Woche

.25	Mehr als 5 bis 6 Therapieeinheiten pro Woche
.26	Mehr als 6 bis 7 Therapieeinheiten pro Woche
.27	Mehr als 7 bis 8 Therapieeinheiten pro Woche
.28	Mehr als 8 bis 9 Therapieeinheiten pro Woche
.29	Mehr als 9 bis 10 Therapieeinheiten pro Woche
.2a	Mehr als 10 bis 11 Therapieeinheiten pro Woche
.2b	Mehr als 11 bis 12 Therapieeinheiten pro Woche
.2c	Mehr als 12 bis 13 Therapieeinheiten pro Woche
.2d	Mehr als 13 bis 14 Therapieeinheiten pro Woche
.2e	Mehr als 14 bis 15 Therapieeinheiten pro Woche
.2f	Mehr als 15 bis 16 Therapieeinheiten pro Woche
.2g	Mehr als 16 Therapieeinheiten pro Woche
9-696.3	Einzeltherapie durch Psychologen
.30	1 Therapieeinheit pro Woche
.31	2 Therapieeinheiten pro Woche
.32	3 Therapieeinheiten pro Woche
.33	4 Therapieeinheiten pro Woche
.34	5 Therapieeinheiten pro Woche
.35	6 Therapieeinheiten pro Woche
.36	7 Therapieeinheiten pro Woche
.37	8 Therapieeinheiten pro Woche
.38	9 Therapieeinheiten pro Woche
.39	10 Therapieeinheiten pro Woche
.3a	11 Therapieeinheiten pro Woche
.3b	12 Therapieeinheiten pro Woche
.3c	13 Therapieeinheiten pro Woche
.3d	14 Therapieeinheiten pro Woche
.3e	15 Therapieeinheiten pro Woche
.3f	16 Therapieeinheiten pro Woche
.3g	Mehr als 16 Therapieeinheiten pro Woche
9-696.4	Gruppentherapie durch Psychologen
.40	Bis 1 Therapieeinheit pro Woche
.41	Mehr als 1 bis 2 Therapieeinheiten pro Woche

.42	Mehr als 2 bis 3 Therapieeinheiten pro Woche
.43	Mehr als 3 bis 4 Therapieeinheiten pro Woche
.44	Mehr als 4 bis 5 Therapieeinheiten pro Woche
.45	Mehr als 5 bis 6 Therapieeinheiten pro Woche
.46	Mehr als 6 bis 7 Therapieeinheiten pro Woche
.47	Mehr als 7 bis 8 Therapieeinheiten pro Woche
.48	Mehr als 8 bis 9 Therapieeinheiten pro Woche
.49	Mehr als 9 bis 10 Therapieeinheiten pro Woche
.4a	Mehr als 10 bis 11 Therapieeinheiten pro Woche
.4b	Mehr als 11 bis 12 Therapieeinheiten pro Woche
.4c	Mehr als 12 bis 13 Therapieeinheiten pro Woche
.4d	Mehr als 13 bis 14 Therapieeinheiten pro Woche
.4e	Mehr als 14 bis 15 Therapieeinheiten pro Woche
.4f	Mehr als 15 bis 16 Therapieeinheiten pro Woche
.4g	Mehr als 16 Therapieeinheiten pro Woche
9-696.5	Einzeltherapie durch Spezialtherapeuten
.50	1 Therapieeinheit pro Woche
.51	2 Therapieeinheiten pro Woche
.52	3 Therapieeinheiten pro Woche
.53	4 Therapieeinheiten pro Woche
.54	5 Therapieeinheiten pro Woche
.55	6 Therapieeinheiten pro Woche
.56	7 Therapieeinheiten pro Woche
.57	8 Therapieeinheiten pro Woche
.58	9 Therapieeinheiten pro Woche
.59	10 Therapieeinheiten pro Woche
.5a	11 Therapieeinheiten pro Woche
.5b	12 Therapieeinheiten pro Woche
.5c	13 Therapieeinheiten pro Woche
.5d	14 Therapieeinheiten pro Woche
.5e	15 Therapieeinheiten pro Woche
.5f	16 Therapieeinheiten pro Woche
.5g	17 Therapieeinheiten pro Woche
.5h	18 Therapieeinheiten pro Woche

.5j	19 Therapieeinheiten pro Woche
.5k	20 Therapieeinheiten pro Woche
.5m	21 Therapieeinheiten pro Woche
.5n	22 Therapieeinheiten pro Woche
.5p	23 Therapieeinheiten pro Woche
.5q	24 Therapieeinheiten pro Woche
.5r	25 Therapieeinheiten pro Woche
.5s	26 Therapieeinheiten pro Woche
.5t	27 Therapieeinheiten pro Woche
.5u	28 Therapieeinheiten pro Woche
.5v	29 Therapieeinheiten pro Woche
.5w	Mehr als 29 Therapieeinheiten pro Woche

9-696.6	Gruppentherapie durch Spezialtherapeuten
.60	Bis 1 Therapieeinheit pro Woche
.61	Mehr als 1 bis 2 Therapieeinheiten pro Woche
.62	Mehr als 2 bis 3 Therapieeinheiten pro Woche
.63	Mehr als 3 bis 4 Therapieeinheiten pro Woche
.64	Mehr als 4 bis 5 Therapieeinheiten pro Woche
.65	Mehr als 5 bis 6 Therapieeinheiten pro Woche
.66	Mehr als 6 bis 7 Therapieeinheiten pro Woche
.67	Mehr als 7 bis 8 Therapieeinheiten pro Woche
.68	Mehr als 8 bis 9 Therapieeinheiten pro Woche
.69	Mehr als 9 bis 10 Therapieeinheiten pro Woche
.6a	Mehr als 10 bis 11 Therapieeinheiten pro Woche
.6b	Mehr als 11 bis 12 Therapieeinheiten pro Woche
.6c	Mehr als 12 bis 13 Therapieeinheiten pro Woche
.6d	Mehr als 13 bis 14 Therapieeinheiten pro Woche
.6e	Mehr als 14 bis 15 Therapieeinheiten pro Woche
.6f	Mehr als 15 bis 16 Therapieeinheiten pro Woche
.6g	Mehr als 16 bis 17 Therapieeinheiten pro Woche
.6h	Mehr als 17 bis 18 Therapieeinheiten pro Woche
.6j	Mehr als 18 bis 19 Therapieeinheiten pro Woche
.6k	Mehr als 19 bis 20 Therapieeinheiten pro Woche
.6m	Mehr als 20 bis 21 Therapieeinheiten pro Woche

.6n Mehr als 21 bis 22 Therapieeinheiten pro Woche
.6p Mehr als 22 bis 23 Therapieeinheiten pro Woche
.6q Mehr als 23 bis 24 Therapieeinheiten pro Woche
.6r Mehr als 24 bis 25 Therapieeinheiten pro Woche
.6s Mehr als 25 bis 26 Therapieeinheiten pro Woche
.6t Mehr als 26 bis 27Therapieeinheiten pro Woche
.6u Mehr als 27 bis 28 Therapieeinheiten pro Woche
.6v Mehr als 28 bis 29 Therapieeinheiten pro Woche
.6w Mehr als 29 Therapieeinheiten pro Woche

9-696.7 Einzeltherapie durch pädagogisch-pflegerische Fachpersonen
.70 1 Therapieeinheit pro Woche
.71 2 Therapieeinheiten pro Woche
.72 3 Therapieeinheiten pro Woche
.73 4 Therapieeinheiten pro Woche
.74 5 Therapieeinheiten pro Woche
.75 6 Therapieeinheiten pro Woche
.76 7 Therapieeinheiten pro Woche
.77 8 Therapieeinheiten pro Woche
.78 9 Therapieeinheiten pro Woche
.79 10 Therapieeinheiten pro Woche
.7a 11 Therapieeinheiten pro Woche
.7b 12 Therapieeinheiten pro Woche
.7c 13 Therapieeinheiten pro Woche
.7d 14 Therapieeinheiten pro Woche
.7e 15 Therapieeinheiten pro Woche
.7f 16 Therapieeinheiten pro Woche
.7g 17 Therapieeinheiten pro Woche
.7h 18 Therapieeinheiten pro Woche
.7j 19 Therapieeinheiten pro Woche
.7k 20 Therapieeinheiten pro Woche
.7m 21 Therapieeinheiten pro Woche
.7n 22 Therapieeinheiten pro Woche
.7p 23 Therapieeinheiten pro Woche

.7q 24 Therapieeinheiten pro Woche
.7r 25 Therapieeinheiten pro Woche
.7s 26 Therapieeinheiten pro Woche
.7t 27 Therapieeinheiten pro Woche
.7u 28 Therapieeinheiten pro Woche
.7v 29 Therapieeinheiten pro Woche
.7w Mehr als 29 Therapieeinheiten pro Woche

9-696.8 Gruppentherapie durch pädagogisch-pflegerische Fachpersonen
.80 Bis 1 Therapieeinheit pro Woche
.81 Mehr als 1 bis 2 Therapieeinheiten pro Woche
.82 Mehr als 2 bis 3 Therapieeinheiten pro Woche
.83 Mehr als 3 bis 4 Therapieeinheiten pro Woche
.84 Mehr als 4 bis 5 Therapieeinheiten pro Woche
.85 Mehr als 5 bis 6 Therapieeinheiten pro Woche
.86 Mehr als 6 bis 7 Therapieeinheiten pro Woche
.87 Mehr als 7 bis 8 Therapieeinheiten pro Woche
.88 Mehr als 8 bis 9 Therapieeinheiten pro Woche
.89 Mehr als 9 bis 10 Therapieeinheiten pro Woche
.8a Mehr als 10 bis 11 Therapieeinheiten pro Woche
.8b Mehr als 11 bis 12 Therapieeinheiten pro Woche
.8c Mehr als 12 bis 13 Therapieeinheiten pro Woche
.8d Mehr als 13 bis 14 Therapieeinheiten pro Woche
.8e Mehr als 14 bis 15 Therapieeinheiten pro Woche
.8f Mehr als 15 bis 16 Therapieeinheiten pro Woche
.8g Mehr als 16 bis 17 Therapieeinheiten pro Woche
.8h Mehr als 17 bis 18 Therapieeinheiten pro Woche
.8j Mehr als 18 bis 19 Therapieeinheiten pro Woche
.8k Mehr als 19 bis 20 Therapieeinheiten pro Woche
.8m Mehr als 20 bis 21 Therapieeinheiten pro Woche
.8n Mehr als 21 bis 22 Therapieeinheiten pro Woche
.8p Mehr als 22 bis 23 Therapieeinheiten pro Woche
.8q Mehr als 23 bis 24 Therapieeinheiten pro Woche
.8r Mehr als 24 bis 25 Therapieeinheiten pro Woche
.8s Mehr als 25 bis 26 Therapieeinheiten pro Woche

.8t	Mehr als 26 bis 27 Therapieeinheiten pro Woche
.8u	Mehr als 27 bis 28 Therapieeinheiten pro Woche
.8v	Mehr als 28 bis 29 Therapieeinheiten pro Woche
.8w	Mehr als 29 Therapieeinheiten pro Woche

Stationsäquivalente Behandlung

9-70	**Spezifische Behandlung bei psychischen und psychosomatischen Störungen und Verhaltensstörungen bei Erwachsenen**
9-701	Stationsäquivalente psychiatrische Behandlung bei Erwachsenen
9-80	**Spezifische Behandlung bei psychischen und psychosomatischen Störungen und Verhaltensstörungen bei Kindern und Jugendlichen**
9-801	Stationsäquivalente psychiatrische Behandlung bei Kindern und Jugendlichen

MERKE: Stationsäquivalente Behandlungen müssen zuerst von dem Krankenhaus und den Kostenträgern vertraglich verhandelt werden!

9-701 Stationsäquivalente psychiatrische Behandlung bei Erwachsenen

Exkl.:

1. Regelbehandlung bei psychischen und psychosomatischen Störungen und Verhaltensstörungen bei Erwachsenen (9-607)

2. Intensivbehandlung bei psychischen und psychosomatischen Störungen und Verhaltensstörungen bei Erwachsenen (9-61)

3. Psychotherapeutische Komplexbehandlung bei psychischen und psychosomatischen Störungen und Verhaltensstörungen bei Erwachsenen (9-626)

4. Psychosomatisch-psychotherapeutische Komplexbehandlung bei psychischen und psychosomatischen Störungen und Verhaltensstörungen bei Erwachsenen (9-634)

5. Erhöhter Betreuungsaufwand bei psychischen und psychosomatischen Störungen und Verhaltensstörungen bei Erwachsenen (9-640 ff.)

6. Integrierte klinisch-psychosomatisch-psychotherapeutische Komplexbehandlung bei psychischen und psychosomatischen Störungen und Verhaltensstörungen bei Erwachsenen (9-642)

7. Psychiatrisch-psychotherapeutische Behandlung im besonderen Setting (Mutter/Vater-Kind-Setting) (9-643 ff.)

8. Erbringung von Behandlungsmaßnahmen im stationsersetzenden Umfeld und als halbtägige tagesklinische Behandlung bei Erwachsenen (9-644 ff.)

9. Spezifische qualifizierte Entzugsbehandlung Abhängigkeitskranker bei Erwachsenen (9-647 ff.

Hinw.: Eine kriseninterventionelle Behandlung (9-641 ff.), der indizierte komplexe Entlassungsaufwand (9-645 ff.) und der Einsatz von Gebärdensprachdolmetschern (9-510 ff.) sind gesondert zu kodieren Voraussetzung für die stationsäquivalente Behandlung ist das Vorliegen einer psychischen Erkrankung und einer Indikation für eine stationäre Behandlung. Die stationsäquivalente Behandlung umfasst eine psychiatrische Behandlung im häuslichen Umfeld des Patienten Sie stellt bei Bedarf neben der aufsuchenden Behandlung auch die Nutzung weiterer Ressourcen der psychiatrischen Klinik für ergänzende Diagnostik und Therapie sicher Diese Kodes sind für jeden Tag mit stationsäquivalenter Behandlung berufsgruppenspezifisch anzugeben. Therapiezeiten eines Tages einer Berufsgruppe sind zu addieren. Fahrzeiten werden nicht angerechnet. Bei Gruppentherapien ist die Gruppengröße auf maximal 18 Patienten begrenzt. Bei einer Gruppenpsychotherapie mit 13 bis 18 Patienten sind mindestens 2 Mitarbeiter, von denen mindestens einer ein Arzt oder ein Psychologe ist, erforderlich. Pro Gruppentherapie dürfen Therapiezeiten für maximal 2 Therapeuten angerechnet werden. Die Dauer der Gruppentherapie ist mit der Anzahl der Therapeuten zu multiplizieren und dann durch die Anzahl der teilnehmenden Patienten zu teilen. Diese Zeit wird jedem teilnehmenden Patienten angerechnet. Die Kodes sind ebenfalls für Leistungen anzugeben, die von an der ambulanten psychiatrischen Behandlung teilnehmenden Leistungserbringern oder anderen zur Erbringung der stationsäquivalenten Behandlung berechtigten Krankenhäusern (§ 115d Abs. 1 Satz 3 SGB V) erbracht werden

Mindestmerkmale:

1. Therapiezielorientierte Behandlung durch ein mobiles multiprofessionelles Team unter Leitung eines Facharztes (Facharzt für Psychiatrie und Psychotherapie, Facharzt für Psychiatrie, Facharzt für Nervenheilkunde oder Facharzt für Psychosomatische Medizin und Psychotherapie)

2. Team bestehend aus ärztlichem Dienst, pflegerischem Dienst und mindestens einem Vertreter einer weiteren Berufsgruppe (z. B. Psychologen (Psychologischer Psychotherapeut, Diplom-Psychologe oder Master of Science in Psychologie) oder Spezialtherapeuten (z. B. Ergotherapeut, Physiotherapeut, Sozialarbeiter, Sozialpädagoge, Logopäde, Kreativtherapeut)). Genesungsbegleiter können hinzugezogen werden

3. Vorhandensein von Vertretern der folgenden Berufsgruppen in der Einrichtung:

   - Ärzte (Facharzt für Psychiatrie und Psychotherapie, Facharzt für Psychiatrie, Facharzt für Nervenheilkunde oder Facharzt für Psychosomatische Medizin und Psychotherapie)
   - Psychologen (Psychologischer Psychotherapeut, Diplom-Psychologe oder Master of Science in Psychologie)

- Spezialtherapeuten (z.B. Ergotherapeuten, Physiotherapeuten, Sozialarbeiter, Logopäden, Kreativtherapeuten)
- Pflegefachpersonen (z.B. Gesundheits- und Krankenpfleger, Gesundheits- und Kinderkrankenpfleger, Altenpfleger)

4. Durchführung einer wöchentlichen ärztlichen Visite (bei stationsäquivalenter Behandlung an mehr als 6 Tagen in Folge) im direkten Patientenkontakt, in der Regel im häuslichen Umfeld. Der Facharztstandard ist zu gewährleisten

5. Durchführung einer wöchentlichen multiprofessionellen Fallbesprechung zur Beratung des weiteren Behandlungsverlaufs (bei stationsäquivalenter Behandlung an mehr als 6 Tagen in Folge), in die mindestens 3 der an der Behandlung beteiligten Berufsgruppen ggf. unter Einbeziehung kooperierender Leistungserbringer nach § 115d Abs. 1 Satz 3 SGB V einbezogen werden. Die Fallbesprechung kann unter Zuhilfenahme von Telekommunikation geschehen

6. Behandlung auf der Grundlage eines individuellen Therapieplans, orientiert an den Möglichkeiten und dem Bedarf des Patienten

7. Es erfolgt mindestens ein direkter Patientenkontakt durch mindestens ein Mitglied des multiprofessionellen Teams pro Tag. Kommt ein direkter Kontakt nicht zustande aus Gründen, die der Patient zu verantworten hat, zählt der unternommene Kontaktversuch dennoch als direkter Patientenkontakt

8. Die Erreichbarkeit mindestens eines Mitglieds des Behandlungsteams ist werktags im Rahmen des üblichen Tagesdienstes sicherzustellen (Rufbereitschaft). Darüber hinaus ist eine jederzeitige, 24 Stunden an sieben Tagen in der Woche, ärztliche Eingriffsmöglichkeit durch das Krankenhaus zu gewährleisten. Bei kurzfristiger Zustandsverschlechte-

rung muss umgehend mit einer vollstationären Aufnahme reagiert werden können

9. Als angewandte Verfahren der ärztlichen und psychologischen Berufsgruppen gelten folgende Verfahren oder im Aufwand vergleichbare Verfahren:

   - Supportive Einzelgespräche
   - Einzelpsychotherapie
   - Psychoedukation
   - Internetbasierte Interventionen
   - Angehörigengespräche (z. B. Psychoedukation, Gespräche mit Betreuern)
   - Gespräche mit Richtern oder Behördenvertretern
   - Somato-psychosomatisches ärztliches Gespräch
   - Aufklärung, Complianceförderung und Monitoring im Rahmen der ärztlich indizierten Psychopharmakotherapie, Einnahmetraining
   - Leistungen im und unter Einbeziehung des sozialen Netzwerkes/Umfeldes des Patienten (z.B. Familie, Arbeitgeber, Betreuer, komplementäre Dienste)
   - Gruppenpsychotherapie

10. Als angewandte Verfahren der Spezialtherapeuten und Pflegefachpersonen gelten folgende Verfahren oder im Aufwand vergleichbare Verfahren:

   - Beratung, Adhärenz-Förderung und Monitoring im Rahmen der ärztlich indizierten Psychopharmakotherapie, Einnahmetraining
   - Psychoedukation
   - Bezugstherapeutengespräche, supportive Einzelgespräche
   - Behandlung und spezielle Interventionen durch Pflegefachpersonen (z. B. alltagsbezogenes Training, Aktivierungsbehandlung)
   - Ergotherapeutische Behandlungsverfahren
   - Spezielle psychosoziale Interventionen (z. B. Selbstsicherheitstraining, soziales Kompetenztraining)

- Kreativtherapien (z. B. Tanztherapie, Kunsttherapie, Musiktherapie)
- Internetbasierte Interventionen
- Gespräche mit Behördenvertretern
- Angehörigengespräche, Gespräche mit Betreuern
- Physio- oder Bewegungstherapie (z. B. Sporttherapie)
- Sensorisch fokussierte Therapien (z. B. Genussgruppe, Snoezelen)
- Entspannungsverfahren (z. B. progressive Muskelrelaxation nach Jacobson, autogenes Training oder psychophysiologische Techniken wie Biofeedback)
- Logopädie (z. B. bei Schluckstörungen)
- Übende Verfahren und Hilfekoordination zur Reintegration in den individuellen psychosozialen Lebensraum
- Gestaltungs-, Körper- und Bewegungstherapie
- Somatopsychisch-psychosomatische Kompetenztrainings (Diätberatung, Sozialberatung, Sport)

9-701.0	Therapiezeiten am Patienten durch Ärzte
9-701.00	Bis 30 Minuten pro Tag
9-701.01	Mehr als 30 bis 60 Minuten pro Tag
9-701.02	Mehr als 60 bis 90 Minuten pro Tag
9-701.03	Mehr als 90 bis 120 Minuten pro Tag
9-701.04	Mehr als 120 bis 180 Minuten pro Tag
9-701.05	Mehr als 180 bis 240 Minuten pro Tag
9-701.06	Mehr als 240 Minuten pro Tag
9-701.1	Therapiezeiten am Patienten durch Psychologen
9-701.10	Bis 30 Minuten pro Tag
9-701.11	Mehr als 30 bis 60 Minuten pro Tag
9-701.12	Mehr als 60 bis 90 Minuten pro Tag
9-701.13	Mehr als 90 bis 120 Minuten pro Tag
9-701.14	Mehr als 120 bis 180 Minuten pro Tag
9-701.15	Mehr als 180 bis 240 Minuten pro Tag
9-701.16	Mehr als 240 Minuten pro Tag
9-701.2	Therapiezeiten am Patienten durch Spezialtherapeuten

9-701.20 Bis 30 Minuten pro Tag
9-701.21 Mehr als 30 bis 60 Minuten pro Tag
9-701.22 Mehr als 60 bis 90 Minuten pro Tag
9-701.23 Mehr als 90 bis 120 Minuten pro Tag
9-701.24 Mehr als 120 bis 180 Minuten pro Tag
9-701.25 Mehr als 180 bis 240 Minuten pro Tag
9-701.26 Mehr als 240 Minuten pro Tag

9-701.3 Therapiezeiten am Patienten durch Pflegefachpersonen

9-701.30 Bis 30 Minuten pro Tag
9-701.31 Mehr als 30 bis 60 Minuten pro Tag
9-701.32 Mehr als 60 bis 90 Minuten pro Tag
9-701.33 Mehr als 90 bis 120 Minuten pro Tag
9-701.34 Mehr als 120 bis 180 Minuten pro Tag
9-701.35 Mehr als 180 bis 240 Minuten pro Tag
9-701.36 Mehr als 240 Minuten pro Tag

9-801 Stationsäquivalente psychiatrische Behandlung bei Kindern und Jugendlichen

Exkl.:

1. Regelbehandlung bei psychischen und psychosomatischen Störungen und Verhaltensstörungen bei Kindern und Jugendlichen (9-656)

2. Psychiatrisch-psychosomatische Intensivbehandlung bei psychischen und psychosomatischen Störungen und Verhaltensstörungen bei Kindern und Jugendlichen (9-672)

3. Psychiatrisch-psychosomatische Behandlung im besonderen Setting (Eltern-Kind-Setting) bei psychischen und psychosomatischen Störungen und Verhaltensstörungen bei Kindern und Jugendlichen (9-686)

4. Erbringung von Behandlungsmaßnahmen im stationsersetzenden Umfeld und als halbtägige tagesklinische Behandlung bei Kindern und Jugendlichen (9-691 ff.)

5. Erhöhter Betreuungsaufwand bei psychischen und psychosomatischen Störungen und Verhaltensstörungen bei Kindern und Jugendlichen (9-693 ff.)

6. Spezifische Behandlung im besonderen Setting bei substanzbedingten Störungen bei Kindern und Jugendlichen (9-694 ff.)

Hinw.: Der Einsatz von Gebärdensprachdolmetschern (9-510 ff.) ist gesondert zu kodieren.
Diese Kodes sind für die Behandlung von Patienten anzuwenden, die zu Beginn der stationsäquivalenten Behandlung das 18. Lebensjahr noch nicht vollendet haben (bei deutlichen Entwicklungsdefiziten auch für Heranwachsende bis zum vollendeten 21. Lebensjahr). Voraussetzung für die stationsäquivalente Behandlung ist das Vorliegen einer psychischen Erkrankung und einer Indikation für eine stationäre Behandlung. Die stationsäquivalente Behandlung umfasst eine kinder- und jugendpsychiatrische Behandlung im häuslichen Umfeld des Patienten. Sie stellt bei Bedarf neben der aufsuchenden Behandlung auch die Nutzung weiterer Ressourcen der kinder- und jugendpsychiatrischen Klinik (je nach Bundesland und Träger im Bedarfsfall auch der Schule für Kranke) für ergänzende Diagnostik und Therapie sicher. Diese Kodes sind für jeden Tag mit stationsäquivalenter Behandlung berufsgruppenspezifisch anzugeben. Therapiezeiten eines Tages einer Berufsgruppe sind zu addieren. Fahrzeiten werden nicht angerechnet. Bei Eltern-Gruppentherapien oder Eltern-Kind-Gruppentherapien ist die Gruppengröße auf maximal 8 Familien oder 15 Teilnehmer begrenzt. Gruppen mit 4 bis 10 Teilnehmern werden in aller Regel nach dem 2-Therapeuten-Prinzip geführt. Gruppen mit 11 bis 15 Teilnehmern müssen nach dem 2-Therapeuten-Prinzip geführt werden. Pro Gruppentherapie dürfen Therapiezeiten für maximal 2 Therapeuten angerechnet werden. Die Dauer der Gruppentherapie ist mit der Anzahl der Therapeuten zu multiplizieren und dann durch die Anzahl der teilnehmenden Patienten zu teilen. Diese Zeit wird jedem teilnehmenden Patienten angerechnet. Die Kodes sind ebenfalls für Leistungen anzugeben, die von an der ambulanten psychiatrischen Behandlung teilnehmenden Leistungserbringern oder anderen zur Erbringung der stationsäquivalenten Behandlung

berechtigten Krankenhäusern (§ 115d Abs. 1 Satz 3 SGB V) erbracht werden

---

Mindestmerkmale:

1. Therapiezielorientierte Behandlung durch ein mobiles multiprofessionelles Team unter Leitung eines Facharztes (Facharzt für Kinder- und Jugendpsychiatrie und -psychotherapie)

2. Team bestehend aus ärztlichem Dienst, pädagogisch-pflegerischem Dienst (z. B. (Kinder-)Gesundheits- und Krankenpflegepersonal, Erzieher, Heilerziehungspfleger, Jugend- und Heimerzieher) und mindestens einem Vertreter einer weiteren Berufsgruppe (z. B. Psychologen (Kinder- und Jugendlichenpsychotherapeut, Psychologischer Psychotherapeut, Diplom-Psychologe oder Master of Science in Psychologie) oder Spezialtherapeuten (z. B. Ergotherapeut, Physiotherapeut, Sozialarbeiter, Sozialpädagoge, Heilpädagoge, Bewegungs-, Erlebnis-, Kreativtherapeut, Logopäde))

3. Vorhandensein von Vertretern der folgenden Berufsgruppen in der Einrichtung:

   - Ärzte (Facharzt für Kinder- und Jugendpsychiatrie und -psychotherapie)
   - Psychologen (Kinder- und Jugendlichenpsychotherapeut, Psychologischer Psychotherapeut, Diplom-Psychologe oder Master of Science in Psychologie)
   - Spezialtherapeuten (z. B. Ergotherapeuten, Sozialarbeiter, Heilpädagogen, Bewegungs-, Erlebnis-, Kreativtherapeuten, Logopäden)
   - Pädagogisch-pflegerische Fachpersonen (z. B. (Kinder-) Gesundheits- und Krankenpflegepersonal, Erzieher, Heilerziehungspfleger, Jugend- und Heimerzieher)

4. Durchführung einer wöchentlichen ärztlichen Visite (bei stationsäquivalenter Behandlung an mehr als 6 Tagen in Folge) im direkten Patientenkontakt, in der Regel im häuslichen Umfeld. Der Facharztstandard ist zu gewährleisten.

5. Durchführung einer wöchentlichen multiprofessionellen Fallbesprechung zur Beratung des weiteren Behandlungsverlaufs (bei stationsäquivalenter Behandlung an mehr als 6 Tagen in Folge), in die mindestens 3 der an der Behandlung beteiligten Berufsgruppen ggf. unter Einbeziehung kooperierender Leistungserbringer nach § 115d Abs. 1 Satz 3 SGB V einbezogen werden. Die Fallbesprechung kann unter Zuhilfenahme von Telekommunikation geschehen.

6. Behandlung auf der Grundlage eines individuellen Therapieplans, orientiert an den Möglichkeiten und dem Bedarf des Patienten.

7. Es erfolgt mindestens ein direkter Patientenkontakt durch mindestens ein Mitglied des multiprofessionellen Teams pro Tag. Kommt ein direkter Kontakt nicht zustande aus Gründen, die der Patient zu verantworten hat, zählt der unternommene Kontaktversuch dennoch als direkter Patientenkontakt.

8. Die Erreichbarkeit mindestens eines Mitglieds des Behandlungsteams ist werktags im Rahmen des üblichen Tagesdienstes sicherzustellen (Rufbereitschaft). Darüber hinaus ist eine jederzeitige, 24 Stunden an sieben Tagen in der Woche, ärztliche Eingriffsmöglichkeit durch das Krankenhaus zu gewährleisten. Bei kurzfristiger Zustandsverschlechterung muss umgehend mit einer vollstationären Aufnahme reagiert werden können.

9. Als angewandte Verfahren der ärztlichen und psychologischen Berufsgruppen gelten folgende Verfahren oder im Aufwand vergleichbare Verfahren:

   - Ärztliches oder psychologisches Einzelgespräch/einzeltherapeutische Intervention
   - Einzelpsychotherapie mit kind- und jugendgerechten Verfahren
   - Entspannungsverfahren

- Ärztliche oder psychologische therapeutische Familienkontakte, Elterngespräche, Familiengespräche und Familientherapie und/oder Gespräche/Kontakte mit Bezugspersonen aus dem Herkunftsmilieu (z. B. Jugendhilfe, Pflegefamilie)
- Somato-psychosomatisches ärztliches Gespräch
- Aufklärung (Kind/Jugendlicher und Bezugspersonen), Complianceförderung und Monitoring im Rahmen der ärztlich indizierten Psychopharmakotherapie
- (Störungsspezifische) Psychoedukation
- Helferkonferenzen (z. B. Jugendhilfe)
- Anleitung von Bezugspersonen im Umgang mit dem Patienten, z. B. Begleitung von Deeskalationen
- Gruppenpsychotherapie

10. Als angewandte Verfahren der Spezialtherapeuten und pädagogisch-pflegerischen Fachpersonen gelten folgende Verfahren oder im Aufwand vergleichbare Verfahren:

- Behandlungseinheiten durch die kinder- und jugendpsychiatrische Pflege/Bezugspflege des Pflege- und Erziehungsdienstes (z. B. alltagsbezogenes Training, Anleitung und Förderung der Selbständigkeit, Stuhltraining, Esstraining, Verstärkerplan, Feedbackrunden)
- Anleitung bei sozialer Interaktion
- Gelenkte Freizeitaktivitäten, Medienpädagogik, Erlebnispädagogik/-therapie mit therapeutischem Auftrag gemäß Gesamtbehandlungsplan
- Heilpädagogische oder ergotherapeutische Förder- und Behandlungsverfahren (auch als Eltern-Kind-Interaktionsförderung)
- Kreativtherapien (z. B. Tanztherapie, Kunsttherapie, Musiktherapie)
- Bewegungstherapie, Mototherapie, Logopädie
- Übende Verfahren und prospektive Hilfekoordination hinsichtlich der geplanten Reintegration in Schule und soziales Umfeld
- Gespräche mit Behördenvertretern
- Ergotherapeutische Behandlungsverfahren, Krankengymnastik, Entspannungsverfahren

- Unterstützung (der Eltern) bei alltäglichen Verrichtungen und Förderung der selbständigen Konfliktklärung mit dem Kind, ggf. mit Video-Feedback, ggf. mit spezifischen Deeskalationstechniken
- Einübung spezialisierter Therapiemodule gemeinsam mit den Eltern
- Spezielle psychosoziale Techniken (z. B. Sozialkompetenztraining, Anleitung zu gemeinsamen Aktivitäten mit Familienmitgliedern wie Spiel, Sport, Freizeit)
- Angehörigengespräche und gezielte Anleitung von Bezugspersonen aus dem Herkunftsmilieu, dem familiären oder sozialen Raum
- Interventionen hinsichtlich der geplanten Überleitung in andere Behandlungssettings oder rehabilitative Anschlussmaßnahmen (z. B. Jugendhilfe)

9-801.0	Therapiezeiten am Patienten durch Ärzte
9-801.00	Bis 30 Minuten pro Tag
9-801.01	Mehr als 30 bis 60 Minuten pro Tag
9-801.02	Mehr als 60 bis 90 Minuten pro Tag
9-801.03	Mehr als 90 bis 120 Minuten pro Tag
9-801.04	Mehr als 120 bis 180 Minuten pro Tag
9-801.05	Mehr als 180 bis 240 Minuten pro Tag
9-801.06	Mehr als 240 Minuten pro Tag
9-801.1	Therapiezeiten am Patienten durch Psychologen
9-801.10	Bis 30 Minuten pro Tag
9-801.11	Mehr als 30 bis 60 Minuten pro Tag
9-801.12	Mehr als 60 bis 90 Minuten pro Tag
9-801.13	Mehr als 90 bis 120 Minuten pro Tag
9-801.14	Mehr als 120 bis 180 Minuten pro Tag
9-801.15	Mehr als 180 bis 240 Minuten pro Tag
9-801.16	Mehr als 240 Minuten pro Tag
9-801.2	Therapiezeiten am Patienten durch Spezialtherapeuten
9-801.20	Bis 30 Minuten pro Tag
9-801.21	Mehr als 30 bis 60 Minuten pro Tag
9-801.22	Mehr als 60 bis 90 Minuten pro Tag

9-801.23	Mehr als 90 bis 120 Minuten pro Tag
9-801.24	Mehr als 120 bis 180 Minuten pro Tag
9-801.25	Mehr als 180 bis 240 Minuten pro Tag
9-801.26	Mehr als 240 Minuten pro Tag
9-801.3	Therapiezeiten am Patienten durch pädagogisch-pflegerische Fachpersonen
9-801.30	Bis 30 Minuten pro Tag
9-801.31	Mehr als 30 bis 60 Minuten pro Tag
9-801.32	Mehr als 60 bis 90 Minuten pro Tag
9-801.33	Mehr als 90 bis 120 Minuten pro Tag
9-801.34	Mehr als 120 bis 180 Minuten pro Tag
9-801.35	Mehr als 180 bis 240 Minuten pro Tag
9-801.36	Mehr als 240 Minuten pro Tag

9-984 Pflegebedürftigkeit

Diese Kodes sind für Patienten anzugeben, die im Sinne des § 14 SGB XI pflegebedürftig und gemäß § 15 SGB XI einem Pflegegrad zugeordnet sind. Wechselt während des stationären Aufenthaltes der Pflegegrad, ist der Kode mit der höheren Pflegebedürftigkeit anzugeben. Liegt noch keine Einstufung in einen Pflegegrad vor, ist dieser aber bereits beantragt, ist der Kode 9-984.4b anzugeben. Wurde eine Höherstufung bei vorliegendem Pflegegrad beantragt, ist neben dem zutreffenden Kode aus 9-984.6 bis 9-984.9 zusätzlich der Kode 9-984.4b anzugeben

Hinw.: Dieser Kode ist für Patienten mit einer erheblichen eingeschränkten Alltagskompetenz im Sinne des § 45a SGB XI anzugeben.

9-984.6	Pflegebedürftig nach Pflegegrad 1
9-984.7	Pflegebedürftig nach Pflegegrad 2
9-984.8	Pflegebedürftig nach Pflegegrad 3
9-984.9	Pflegebedürftig nach Pflegegrad 4
9-984.a	Pflegebedürftig nach Pflegegrad 5
9-984.b	Erfolgter Antrag auf Einstufung in einen Pflegegrad

9 Von der Leistungserfassung zum Entgeltkatalog

Für das Jahr 2018 wurde vom Institut für die Entgeltentwicklung im Krankenhaus (InEK e. V.) der sechste Entgeltkatalog veröffentlicht. Aus diesem geht hervor, welche Patienten zukünftig welche Entgelte erhalten. In diesem Katalog finden sich keine Eurobeträge, sondern sog. Relativgewichte (= Bewertungsrelationen). Diese Relativgewichte, die tagesbezogen sind, sind Grundlage der Erstellung der Rechnungen für jeden einzelnen Patienten und damit auch für das Gesamtbudget der Krankenhäuser.

Die Relativgewichte werden bei Rechnungserstellung mit einem Eurobetrag multipliziert, der nach neuer Gesetzeslage hausindividuell verhandelt wird. Bei den Verhandlungen spielt die Gesamtleistung des Hauses eine große Rolle. Mehr ist zum jetzigen Zeitpunkt aber nicht zu sagen. Es muss erst abgewartet werden, welchen Einfluss die anderen Faktoren (vom G-BA vorgegebene qualitätsbezogene Mindespersonalstandards, Anspruch auf 100 % PsychPV-Umsetzung bis 2020, Berücksichtigung struktureller Besonderheiten) haben werden.

Diese substantielle Veränderung von einem Preis- zu einem budgetbasierten Entgeltsystem bedeutet, dass alle folgenden Aussagen unter Vorbehalt gesetzt werden müssen.

Es gilt als sicher, dass nach Verabschiedung der PsychVVG es Zeit brauchen wird, die neuen Faktoren so zu definieren, dass sie tatsächlich in den Budgetverhandlungen berücksichtig werden können. Von Anfang an steht der Leistungskatalog zur Verfügung und wird von daher in den ersten Budgetverhandlungen eine herausragende Rolle spielen.

Der Entgeltkatalog 2018 setzt die deutlichen Änderungen, die 2015 umgesetzt wurden fort. Die besonders gefürchtete Degression der Erlöse ist gemildert, teure Leistungen werden im Rahmen von ergänzenden Tagesentgelten (ET) abgebildet. Aber dies ist sicherlich nur ein kleiner Schritt. Es gilt weiterhin — und in diesem Punkt muss sich erst zeigen, ob das neue Gesetz hält, was es verspricht — bestehende bürokratische Aufwände zu reduzieren. Der Grouper berücksichtigt weiterhin Nebendiagnosen, deren Relevanz für die Kosten nur schwer nachvollziehbar ist, gleichzeitig kommt man nicht daran vorbei, dass sich insgesamt die Plausibilität des Kataloges über die Jahre deutlich erhöht hat.

Wie kommen die Relativgewichte zustande?

Die Ermittlung der Relativgewichte erfolgt auf der Basis von Daten, die die sog. Kalkulationshäuser dem InEK schicken. Diese müssen nicht nur die Diagnosen und die OPS übermitteln, sondern sehr detaillierte Kostendaten für jeden einzelnen Behandlungstag. Das InEK versucht nun, diese Kostendaten sinnvoll zu gruppieren und sie in einem plausiblen und mathematisch abgesicherten Zusammenhang mit den Leistungsdaten zu bringen. Die gewonnenen Informationen werden in einen sog. Grouper überführt, der nach einem festgelegten Algorithmus für jeden einzelnen Tag ein Relativgewicht ausweist.

Hat das InEK einen tagesbezogenen Grouper entwickelt?

Erst einmal handelt es sich nach den Änderungen aus dem Jahr 2015 weiterhin um einen Fallgrouper. Aber es werden immer jeweils alle Fälle (in einer Diagnosegruppe) gemeinsam gegroupt, die sich einen Tag, die sich zwei Tage, die sich drei Tage lang etc. im Krankenhaus befanden. Im Ergebnis kommt der 2015 vorgelegte Grouper einem tagesbezogenen Entgeltsystem sehr nahe. Auch werden tagesbezogene Ausreißer in den Kosten als ergänzende Tagesentgelte berücksichtigt. Dies betrifft Patienten mit vielen Merkmalen bei einer Einstufung als Patient mit Intensivbehandlung (ab drei Merkmalen) und die 1:1-Betreuung (ab sechs Stunden).

Was sind die wesentlichen Änderungen des Entgeltkataloges in den letzten Jahren bis 2018?

Erst einmal hat das System eine hohe Stabilität erreicht. Es sollen aber Veränderungen erwähnt bleiben, die so substantiell waren, dass die Politik 2014 entschied, den Prozess der Einführung von

PEPP um zwei Jahre zu verschieben. Durch das PsychVVG ist nun noch ein Jahr hinzugekommen.

1. Degression innerhalb der einzelnen PEPPs hat deutlich abgenommen

2. Der Entlassungstag (=Pflegetag) wird vergütet.

3. Patienten mit einer bestimmten Aufenthaltsdauer erhalten ein über den gesamten Aufenthalt stabiles Relativgewicht. So kann es sein, dass es in einer PEPP-Gruppe ein Patient bei vier Tagen Aufenthaltsdauer für jeden Tag ein Relativgewicht von 1,3 erhält, bei sechs Tagen von 1,2 (fiktives Beispiel).

4. Der Entgeltkatalog weist ergänzende Tagesentgelte (ET) aus. Diese sind im Erwachsenenbereich bei der Intensivbehandlung und bei der 1:1-Betreuung zu finden.

2018 bekommen die Therapieeinheiten erstmals eine relevante Bedeutung. Bis 2017 führten sie nur zu einer Erhöhung der Entgelte, wenn mehr als 6 TE pro Woche (ärztlich-psychologisch) in einigen PEPPs umgesetzt wurden. Ab 2018 genügt es, wenn durchschnittlich pro Tag eine Therapieeinheit (über 50 % der Behandlungszeit) als Einzeltherapie realisiert wird. Und: Dabei spielt es keine Rolle, von welcher Berufsgruppe die Therapieeinheit erbracht wurde.

Wie sieht die aktuelle Logik der Ermittlung der Relativgewichte aus?

Die komplexen Leistungen werden im Rahmen der Diagnosen und der OPS an die Krankenkassen übermittelt und durchlaufen dann einen klar definierten Algorithmus. Am Ende der Prüfung wird jedem Patienten eine sog. PEPP (Pauschaliertes Entgelt in Psychiatrie und Psychosomatik) zugeordnet. Diese bestimmt dann, wie hoch die tagesbezogenen Bewertungen (sog. Relativgewichte) ausfallen. Dabei gibt es gegenüber der DRGs in der somatischen Medizin deutliche Abweichungen: Auch wenn das Einordnen (sog. Groupen) fallbezogen ist, werden die Relativgewichte tagesbezogen ausgewiesen. Dies kann bedeuten, dass ein depressiver jüngerer Patient ein niedrigeres Relativgewicht als ein älterer depressiver aufweist.

Wie sieht nun in groben Zügen der Ablauf der Grouper aus? Der Grouper prüft im ersten Schritt, ob Zusatzentgelte (z. B. EKT) vorliegen. Anschließend werden sog. Prästruktur-PEPPs ermittelt. Dies sind PEPPs mit besonders hohen Relativgewichten, z. B. weil eine große Anzahl von 1:1-Betreuungen stattfanden. Sie werden additiv über den gesamten Aufenthalt betrachtet. Sie spielen keine große Rolle, da sie nur ca. 0,1 % aller Fälle ausmachen. Dann wird geprüft, ob die Bedingungen für eine Fallzusammenführung vorliegen. Dies findet statt, wenn der Patient im gleichen Fachbereich und Status (z. B. Psychosomatik und teilstationär) aufgenommen wurde und die letzte Entlassung nicht mehr als 21 Tage zurück liegt. Sollte dies der Fall sein, wird der vorhergehende Fall storniert und beide Fälle werden zusammen als ein Fall betrachtet. Die Logik, die der Grouper anschließend folgt, hat sich von 2014 zu 2015 substantiell geändert.

Die Reihenfolge sieht anschließend wie folgt aus:

1. Im ersten Schritt erfolgt die Zuordnung der Patienten zu einem Fachbereich (Psychiatrie, Psychosomatik, Kinder- und Jugendpsychiatrie), die dann noch zwischen voll- und teilstationär unterschieden werden. Die Festlegung der tagesbezogenen Entgelte erfolgt in diesen Kategorien.

2. Anschließend überprüft der Grouper, ob sich tagesbezogene höhere Gewichtungen (z. B. 1:1-Betreuung) finden. Diese werden als ergänzende Tagesentgelte (ET) ausgewiesen.

3. Alle Patienten haben eine Hauptdiagnose nach ICD. Diese ist Grundlage dafür, dass eine Einstufung in diagnostische Hauptkategorien erfolgt. Zumeist, aber nicht immer, orientieren sich diese an den Kapiteln des ICD-10 (z. B. F2 – Schizophrene, schizotype und wahnhafte Störungen).

4. Als nächstes bezieht der Grouper einzelne Faktoren (z. B. ICD-Nebendiagnosen, besondere Konstellationen wie die Mutter-Kindbehandlung) in die Differenzierung innerhalb

der einzelnen Diagnosegruppen ein. In einzelnen Bereichen finden sich sog. Komplexbehandlungen (z. B. kriseninterventionelle Behandlung). Diese kommen den Fallpauschalen im DRG sehr nahe, da sie vor allem Mindestbedingungen formulieren, um die innerhalb des Kodes erfüllt werden müssen. Evtl. kommt es zu einer weiteren Unterdifferenzierung aufgrund von komplizierenden Faktoren (z. B. Heroinentzug bei i. v. Applikation der Droge). Alle diese Faktoren können eine Höherstufung der einzelnen PEPPs bewirken. Dabei werden alle Faktoren immer so berücksichtigt, dass eine Einstufung in die höchste mögliche Kategorie erfolgt.

5. Jeder Patient in den gefundenen Kategorien wird fallbezogen in Abhängigkeit vom Entlassungstag analysiert. Dies bedeutet, dass alle Patienten, die am dritten (vierten, fünften etc.) Tag entlassen wurden, gemeinsam betrachtet werden und erhalten dann als Ergebnis der Analyse ein konstantes tagesbezogenes Relativgewicht über den gesamten Aufenthalt. Es handelt sich folglich weiterhin um einen Fallgrouper, aber die Gewichtung der einzelnen Tage kommt dem eines tagesbezogenen Groupers sehr nahe. Dies wurde dadurch erreicht, dass der Entlassungstag in die Abrechnung mit einbezogen wurde. Es kommt weiterhin zu einer Degression der Relativgewichte, aber sie fällt deutlich geringer als bei dem Grouper aus, der bis zum Jahr 2014 gültig war.

Welche ergänzenden Tagesentgelte gibt es für das Jahr 2018?
In der Erwachsenenpsychiatrie bewirkt jeder Tag, an dem die Kriterien für eine 1:1-Betreuung mit mindestens 6 Stunden vorliegen, ein ergänzendes Tagesentgelt. Gleiches gilt, wenn die Bedingungen für eine Intensivbehandlung ab 3 Merkmalen erfüllt sind.

Werden noch andere Leistungen höher vergütet?
Es wird geprüft, ob eine EKT-Behandlung oder Strahlentherapie stattgefunden hat und ob eine Applikation mit einem bestimmten, sehr teuren Medikament (Paliperidon i. m., Neuroleptikum)

erfolgt ist und als Zusatzentgelte von den einzelnen Krankenhäusern verhandelt.

Die Zusatzentgelte werden für jedes Krankenhaus einzeln mit den Krankenkassen behandelt. Wichtig ist, frühzeitig darauf zu achten, dass die Vergütung eine angemessene Höhe hat.

Ergänzende Tagesentgelte (ET) in der Erwachsenenpsychiatrie

OPS	Durch die Leistung begründetes Kostendelta
1:1 Betreuung: Mehr als 6 bis 12 Stunden/Tag (OPS 9-640.01)	Mehr als 200 €
1:1 Betreuung: Mehr als 12 bis 18 Stunden/Tag (OPS 9-640.02)	Mehr als 400 €
1:1 Betreuung: Mehr 18 Stunden/ Tag (OPS 9-640.03)	Mehr als 600 €
Intensivbehandlung mit 3 Merkmalen (OPS 9-619*)	Mehr als 30 €
Intensivbehandlung mit 4 Merkmalen (OPS 9-61a*)	Mehr als 40 €
Intensivbehandlung mit 5 oder mehr Merkmalen (OPS 9-61b*)	Mehr als 50 €

Eine Bewertung:
Hat sich denn im Jahr 2015 wirklich etwas Substantielles geändert? Eindeutig ja. Die Veränderungen innerhalb des neuen Ansatzes führen dazu, dass mit den ergänzenden Tagesentgelte besonders teure Leistungen tagesbezogen vergütet werden und damit auch Schwankungen in den Behandlungsverläufen abgebildet werden.

Und der zweite wichtige Punkt: Beim Groupen werden ausschließlich die Fälle mit einem gemeinsamen Entlassungstag (innerhalb der einzelnen PEPPs) zusammengefasst. Also alle Fälle, die am ersten bzw. zweiten bzw. dritten Tag entlassen wurden. Auch wenn es sich um ein (multiples) Fallgrouping handelt, kommt es im Ergebnis einem tagesbezogenen Grouping (wie

u. a. von den psychiatrischen Fachverbänden gefordert wurde) sehr nahe.

Außerdem wird der Entlassungstag berücksichtigt, was neu ist. Diese Systematik führt dazu, dass sich die Degression massiv reduziert, zumeist schon nach dem 10. Tag keine große finanzielle Bedeutung mehr hat und damit sich die Anreize für eine nicht medizinisch indizierte Entlassung nahezu nicht vorhanden sind.

Welche Faktoren können zu einer Höherstufung der Basis-PEPPs führen?

Beispielhaft seien aus der langen Liste einige Variablen aufgeführt, die zu einer höheren Einstufung führen können (dies hängt von der einzelnen PEPP ab):

- die Anzahl der Tage in der stationären Behandlung
- das Lebensalter
- bestimmte Hauptdiagnosen (z. B. Katatone Schizophrenie)
- psychiatrische Nebendiagnosen
- somatische Nebendiagnosen
- pflegerelevante Nebendiagnosen (z. B. hoher BMI >40 oder Kachexie)
- Mutter-Kind-Behandlung
- Qualifizierter Entzug
- schwere motororische oder kognitive Einschränkungen
- eine hohe Anzahl von ärztlichen oder psychologischen Therapieeinheiten/Woche
- ein hoher Anteil an Tagen mit Intensivbehandlung (aber niedriger als in den Prästrukturkategorien)
- ein hoher Anteil an 1:1-Betreuung

Wie kann ich den Stand meiner eigenen Vorbereitungen beurteilen?

Abschließend möchten wir Ihnen eine Fragenliste (im Sinne einer Checkliste) mit 10 wichtigen Fragen zur Verfügung stellen, die deutlich machen, welche Vorbereitungen im Vorfeld der Einführung des neuen Entgeltsystems abgeschlossen bzw. in Planung sein sollten (ohne Anspruch auf Vollständigkeit):

- Kennen alle Mitarbeiter die relevanten Regeln zur Erfassung der OPS und ICD?

- Ist sichergestellt, dass neue Mitarbeiter zeitnah nach Arbeitsbeginn mit diesen vertraut gemacht werden?
- Liegt ein Konzept vor, um die jährlichen Neuerungen allen Mitarbeitern berufsspezifisch zu vermitteln?
- Gibt es eine Planung, die Erfassung der Leistungen effektiv(er) zu gestalten?
- Ist sichergestellt, dass die Erfassung von Leistungen mit der inhaltlichen Dokumentation verknüpft ist?
- Wer sichert ab, dass diese Verknüpfung immer wieder überprüft wird?
- Verfügt die Klinik über Möglichkeiten, Fehler bei der Kodierung schnell zu entdecken?
- Können Effekte von Schulungen zeitnah in ihren Auswirkungen beurteilt werden?
- Ist das eigene Krankenhausinformationssystem in der Lage, die komplexen Regeln des Groupers umzusetzen, so dass die monetäre Bewertung der Fälle bzw. Tage zur Verfügung stehen?
- Besteht die Fähigkeit der Rechnungslegung? Ist die Klinik insbesondere in der Lage die komplexen Regeln der Fallzusammenführung in den Abrechnungen zu berücksichtigen?

10 MDK-Prüfungen

Die psychiatrischen und psychosomatischen Krankenhäuser stehen vor der Frage: Wie sollen sie auf die vermehrten MDK-Prüfungen vorbereiten?

Um diese Frage zu beantworten ist es notwendig, die Arbeitsweise des MDK beim Umgang mit dem PEPP-System zu verstehen. In Kurzform kann man sagen, dass sie den Grouper rückwärts bearbeiten. Sie analysieren, welche Faktoren zu einer hohen Bewertung einer einzelnen PEPPs führen. Dies kann eine Vielzahl von Faktoren sein. Diese werden sie dann in Frage stellen und von Ihnen ausgehend die Prüfung durchführen. Aber hat man als einzelnes Krankenhaus/als einzelner Mitarbeiter überhaupt eine Chance, dem etwas entgegen zu setzen? Der MDK wird jeden Kode wortwörtlich nehmen, jeden Kode/jede Diagnose auf die Konsistenz zwischen Leistungserfassung und inhaltlicher Dokumentation prüfen. Dabei gilt der Grundsatz: Was nicht dokumentiert ist, wurde nicht erbracht. Es genügt nicht, den einzelnen Kode zu begründen, sondern es muss zusätzlich der Aufwand sichtbar werden, der mit dem Kode verbunden ist. Dies bringt die Krankenhäuser in eine missliche Situation.

Aber es ist keine Alternative dazu, auf diese Situation aktiv zu regieren. Intelligente Lösungen müssen von den Krankenhäusern entwickelt werden.

Die Krankenhäuser werden sich folgende Fragen beantworten müssen:

1. Wie können wir die Eingabe so einfach wie möglich gestalten?

2. Wie kann ich die Mitarbeiter bei der Eingabe der OPS/der Diagnosen/der begleitenden inhaltlichen Dokumentation unterstützen?

3. Kann das Krankenhausinformationssystem Hilfe leisten? Wie muss das Krankenhaus dieses weiterentwickeln?

4. Wer prüft die Konsistenz zwischen Dokumentation und Leistungserfassung?

5. Welche Unterlagen stelle ich dem MDK zur Verfügung?

6. Wann findet bei Ablehnung der Kostenübernahme der Gang vor die Sozialgerichte statt?

Die Controller werden jedes Jahr den Abrechnungskatalog durchforsten, um Faktoren zu identifizieren, die zu einer Höherstufung der einzelnen PEPP führen, vorrangig Gegenstand einer Prüfung sein könnten und häufig im Krankenhaus vergeben werden.

Folgende Prüfungen liegen für das Jahr 2018 nahe:

Tagesbezogene Zusatzkodes:

1. Intensive Einzelbetreuung/1:1-Betreuung: Dieser Kode wird häufig geprüft werden. Er löst sehr hohe ergänzende Tagesentgelte aus (bis zu > 500 EUR).

2. Die Intensivbehandlung mit mehr als drei Merkmalen führt zu Mehreinnahmen von mehr als 40 EUR. Dies ist für sich genommen kein hohes ergänzendes Tagesentgelt (ET), wird aber deutlich häufiger als die 1:1 Betreuung während der Aufenthalte kodiert werden, sodass es in der Summe der Tage eine relevante Größe darstellt.

3. EKT-Behandlung: Zumeist werden hier der Aufwand und die Indikation klar aus der Dokumentation hervorgehen. Es ist vor allem wichtig, die Leistungseingabe nicht zu vergessen.

4. Das Gleiche gilt für die Gabe von Palperidon. Es lohnt sich, die Eingabe des Kodes mit den Bestellungen aus der Apotheke abzugleichen. Bei der Diagnose schizoaffektiver Psychose kann die Übernahme der Kosten vom MDK infrage gestellt werden.

Sonstige Merkmale:

Es kommt zu einer Höherstufung einzelner PEPPs, wenn z. B. bestimmte Komorbiditäten vorliegen (z. B. verschiedene Suchterkrankungen als Nebendiagnose bei bestehendem Alkoholentzugssyndrom). So kann die zusätzliche Eingabe eine Höherstufung von PEPP PA03A zu PA03B führen. Mögliche Faktoren, die dann Gegenstand einer Prüfung sein könnten:

1. Komorbide Suchterkrankungen führen häufig zu einer Höherstufung.

2. Formen der Demenzerkrankung (z. B. bei organisch bedingten Verhaltensstörungen insbesondere in Kombination mit schweren kognitiven Einschränkungen (MMST <17) bewirken eine höhere Bewertung.

3. Die Diagnose einer Persönlichkeitsstörung (z. B. Borderlinestörung) hat als Hauptdiagnose ein relativ hohes Relativgewicht. Es könnte vom MDK geprüft werden, ob nicht die gleichzeitig kodierte Nebendiagnose der Depression die eigentliche Hauptdiagnose ist.

Jedes Jahr können es andere Faktoren sein, die ein höheres Relativgewicht erklären. Es ist ein sinnvoller Ansatz, sich jedes Jahr auf einige zu konzentrieren, die im eigenen Haus geprüft werden.

Wie sind die Erfahrungen mit dem MDK?
Dies lässt sich nicht allgemein beantworten, da die medizinischen Dienste der Krankenkassen lokal organisiert sind und unabhängig voneinander agieren können. Natürlich beeinflusst auch der konkrete Prüfer vor Ort die Art der Prüfung und die Häufigkeit von Streichungen.

Für die Prüfungen müssen Fachärzte eingestellt werden, deren Anzahl in den verschiedenen Regionen in Deutschland unterschiedlich ist, auch weil es dem MDK schwer fällt, geeignete Mitarbeiter zu finden, und somit einige Stellen vakant bleiben. Dies beeinflusst die Prüfhäufigkeit und -intensität.

Wichtig! Wenn der MDK einzelne Leistungen streicht (z. B. Qualifizierte Entzugsbehandlung), müssen sie nur ein Teil des Geldes zurückzahlen.

Vor Einführung von PEPP lag die MDK-Prüfquote in den meisten psychiatrischen Häusern unterhalb von 1 %. In Analogie zur Somatik bestand die Erwartung, dass die Prüfquote auf ca. 10 % ansteigen würde. Es gibt keine zentrale Erfassung der Püfquoten der psychiatrischen Krankenhäuser und daher beruhen die folgenden Angaben mehr auf der Ebene von Gerüchten. Diese sagen, dass die Prüfquote zwischen 1,5 und 20 % liegt.

Wie sieht die Prüftiefe aus?

Beispielsweise ist in Berlin die Intensität der Prüfung beim einzelnen Fall groß. Es wird tatsächlich sehr kleinteilig geprüft. Z. B. wo kann ich in der Dokumentation erkennen, dass eine 1:1-Betreuung tatsächlich durchgängig über 2 Stunden erfolgt ist? Wie sieht die konkrete Aufstellung aller Therapieeinheiten aus? An welcher Stelle ist aus der Dokumentation ersichtlich, dass es sich beim Kokainmissbrauch nicht um eine historische Diagnose aus?

Insbesondere die Vorbereitung der Unterlagen kostet viel Zeit. Gleichzeitig bedeutet der Umfang der angeforderten Unterlagen auch, dass die Einzelprüfung für den MDK zeitaufwendig ist.

Im Einzelfall ist diese Prüfung anstrengend, manchmal frustrierend. Trotzdem ist es in Berlin gelungen, die negativen Prüfentscheidungen auf weniger als 30 % zu begrenzen. Dabei muss zumeist festgestellt werden, dass das Streichen der Leistung in einigen Fällen auch berechtigt war. Dies sind hausindividuelle Erfahrungen, die nicht auf andere Häuser übertragbar sind, aber vielleicht etwas Mut machen.

Wie sind die finanziellen Auswirkungen von negativen PEPP-Prüfentscheidungen?

Die Auswirkungen lassen sich vielleicht an einem Beispiel deutlich machen:

- Eine Abstufung von PA02A in PA02D findet statt (Day Mix Index: 1,1276 vs. 0,9910 – 14 Tage Liegezeit).
- Zwei Varianten: Insgesamt 800 (**400**) Patienten finden sich in der Stufe PA02. Von diesen finden sich 4 % in der Einstufung PA02A. Die Prüfquote läge bei 50 % (**20 %**). Von diesen erkennt der MDK in 50 % (**25 %**) der Fälle die

Leistungen nicht an. Damit käme es bei 8 (**1**) Patient(en) zu einer Kürzung der Leistung.

- Bei einem Basisentgeltwert 250 (**230**) EUR und einer durchschnittlichen Liegezeit von 14 Tagen wäre die Erlösminderung (alle Patienten liegen 14 Tage) 3.825 EUR (**440 EUR**). Dabei ist die Reduktion des oben genannten DMI zu beachten!
- In der Gesamtschau macht dieses fiktive Beispiel deutlich, dass die Erlösminderung mehr als ärgerlich ist, diese Simulation in der Gesamtwertung der PEPP-Prüfungen durch den MDK berücksichtigt und die Kosten der eigenen Maßnahmen zur Verbesserung von z.B. Kodierungen den möglichen Mehrerlösen gegenübergestellt werden sollten.

Kein Grund zur Gelassenheit

Parallel zum Anstieg der PEPP-Prüfungen kommt es zu einem erheblichen Anstieg sekundären Fehlbelegungsprüfung. Die Krankenkassen lassen durch den MDK prüfen, ob die Aufenthaltsdauer gerechtfertigt ist. In vielen Krankenhäusern hat der MDK erkannt, dass die Streichungen bei den PEPPs nur geringe Kürzungen ergeben, dagegen bei der sekundären Fehlbelegungsprüfung jeder gestrichene Tag eine Erlösminderung von durchschnittlich 250,-€ bedeutet.

Diese Prüfungen kennen die Krankenhäuser schon seit Jahrzehnten. Das Gefährliche ist die massive Ausweitung. In vielen Häusern, da diese die PEPP-Prüfung immer häufiger mit der sekundären Fehlbelegungsprüfung verknüpft wird.

So verursachen beispielsweise acht gestrichene Wochen bei einem Patienten unter Umständen einen höheren wirtschaftlichen Schaden als die gesamten PEPP-Prüfungen eines Hauses.

Dies bedeutet: Die Optimierung der Dokumentation mit dem Ziel, die notwendige Aufenthaltsdauer in der Akte plausibel nachvollziehen zu können, muss oberste Priorität haben.

Was passiert, wenn die MDK Prüfung ergibt, dass die Rechnung nicht zu beanstanden ist?

Dann steht den Krankenhäusern 300 € zu. Der Gesetzestext:

SGB V § 275 Begutachtung und Beratung

Die Krankenhausbehandlung nach §39 ist eine Prüfung nach Absatz 1 Nr. 1 zeitnah durchzuführen. Die Prüfung nach Satz 1 ist spätestens sechs Wochen nach Eingang der Rechnung einzuleiten und durch den MDK dem Krankenhaus anzuzeigen. Falls die Prüfung nicht zu einer Minderung des Abrechnungsbetrags führt, hat die Krankenkasse dem Krankenhaus eine Aufwandspauschale in Höhe von 300 Euro zu entrichten.

11 Berechnung von Therapieeinheiten in Gruppen

Berechnung der Therapieeinheiten in Gruppen (Erwachsene)

Anrechenbare Therapieeinheiten pro Patient für Erwachsene				
Anzahl der Patienten pro Gruppe	Therapiedauer (Mindestdauer in Minuten)			
	25 Min.	50 Min.	75 Min.	usw.
Einzeltherapie	1,00 TE	2,00 TE	3,00 TE	
2	0,50 TE	1,00 TE	1,50 TE	
3	0,33 TE	0,67 TE	1,00 TE	
4	0,25 TE	0,50 TE	0,75 TE	
5	0,20 TE	0,40 TE	0,60 TE	
6	0,17 TE	0,33 TE	0,50 TE	
7	0,14 TE	0,29 TE	0,43 TE	
8	0,13 TE	0,25 TE	0,38 TE	
9	0,11 TE	0,22 TE	0,33 TE	
10	0,10 TE	0,20 TE	0,30 TE	
11	0,09 TE	0,18 TE	0,27 TE	
12	0,08 TE	0,17 TE	0,25 TE	
13	0,08 TE	0,15 TE	0,23 TE	
14	0,07 TE	0,14 TE	0,21 TE	
15	0,07 TE	0,13 TE	0,20 TE	
16	0,06 TE	0,13 TE	0,19 TE	
17	0,06 TE	0,12 TE	0,18 TE	
18	0,06 TE	0,11 TE	0,17 TE	

Berechnung der Therapieeinheiten in Gruppen (Kinder und Jugendliche)

Anrechenbare Therapieeinheiten pro Patient für Kinder und Jugendliche				
Anzahl der Patienten pro Gruppe	Therapiedauer (Mindestdauer in Minuten)			
	15 Min.	30 Min.	45 Min.	usw.
Einzeltherapie	1,00 TE	2,00 TE	3,00 TE	
2	0,50 TE	1,00 TE	1,50 TE	
3	0,33 TE	0,67 TE	1,00 TE	
4	0,25 TE	0,50 TE	0,75 TE	
5	0,20 TE	0,40 TE	0,60 TE	
6	0,17 TE	0,33 TE	0,50 TE	
7	0,14 TE	0,29 TE	0,43 TE	
8	0,13 TE	0,25 TE	0,38 TE	
9	0,11 TE	0,22 TE	0,33 TE	
10	0,10 TE	0,20 TE	0,30 TE	
11	0,09 TE	0,18 TE	0,27 TE	
12	0,08 TE	0,17 TE	0,25 TE	
13	0,08 TE	0,15 TE	0,23 TE	
14	0,07 TE	0,14 TE	0,21 TE	
15	0,07 TE	0,13 TE	0,20 TE	

12 Der Wissensstand in der eigenen Klinik

Die psychiatrischen und psychosomatischen Kliniken schulen ihre Mitarbeiter in aller Regel intensiv, erläutern die OPS, passen die Strukturen – insbesondere die Dokumentation – an, um einerseits die erbrachten Leistungen vollständig zu erfassen und sie andererseits prüfsicher zu machen.

Die Schulung ist aufwendig und angesichts der vielfältigen Aufgaben, die die Mitarbeiter zu bewältigen haben, ist es sehr wahrscheinlich, dass Wissen verloren geht bzw. nur ein Teil der Informationen aus den Fortbildungen aufgenommen wurde.

Daher ist es notwendig, einerseits Schulungen stetig zu wiederholen, und sich andererseits einen realistischen Überblick zu schaffen, wie der tatsächliche Wissensstand ist. Es wäre ungünstig, einen hohen Wissensstand anzunehmen, der aber nicht mit der Realität standhalten kann.

Im Folgenden sind einige Fragen (die Lösungen zu den Aufgaben finden Sie in Kapitel 13) zusammengestellt, die helfen können, den Wissensstand der Mitarbeiter zu erfassen und ggf. den weiteren Schulungsbedarf zu ermitteln. Dabei ist es nicht immer eindeutig, welche Antworten richtig sind, daher handelt es sich bei den in Kapitel 13 aufgeführten Lösungen nur um Vorschläge.

1. Welche Basiskodes gibt es für die Erwachsenenpsychiatrie? (Mehrere Antworten können richtig sein)

    a) Behandlung in Einrichtungen, die im Anwendungsbereich der Psychiatrie-Personalverordnung liegen
    b) Psychosomatisch-psychotherapeutische Komplexbehandlung
    c) Regelbehandlung
    d) Behandlung im besonderen Setting (Mutter/Vater-Kind-Setting)

2. Ein Patient kommt zum Alkoholentzug in die Klinik und wird delirant. Außerdem besteht ein Missbrauch von Kokain. Auch raucht er täglich 40 Zigaretten. Welche Diagnose ist falsch?

   a) Alkoholentzugssyndrom mit Delir (F10.4)
   b) Alkoholabhängigkeit (F10.2)
   c) Multipler Substanzgebrauch (F19)
   d) Schädlicher Gebrauch von Kokain (F14.1)
   e) Nikotinabhängigkeit (F17.2)

3. Ein Patient hat eine unklare psychische Erkrankung und nimmt Neuroleptika. Er hat während des stationären Aufenthaltes kein psychotisches Erleben und in der Akte ist auch kein Befund vorhanden, der Aufschluss über die Schizophrenie gibt. Darf eine schizophrene Störung als Nebendiagnose kodiert werden?

   ☐ Ja
   ☐ Nein

4. Wer ist für die korrekte Kodierung der OPS und der Diagnosen verantwortlich?

   a) Die Kodierkraft
   b) Die Pflege
   c) Der Arzt

5. Bei einem Patienten finden intensive psychotherapeutische Gespräche statt, die zum Ziel haben, sowohl eine depressive Episode als auch eine Panikstörung günstig zu beeinflussen. Welche der beiden Diagnosen sollte kodiert werden.

   a) Die depressive Episode
   b) Die Panikstörung
   c) Beide

6. Und welche Diagnose ist die Hauptdiagnose?

   a) Die Depression, wenn sie zuerst aufgetreten ist
   b) Die Panikstörung, wenn sie zuerst aufgetreten ist
   c) Beide, wenn beide den stationären Aufenthalt erklären und ihre Behandlung mit dem gleichen Aufwand verbunden ist

7. Welche Aussagen treffen zu?

   a) Die Einstufung als Intensivbehandlung (9-61 ff.) setzt voraus, dass in dem betrachteten Zeitraum zumindest eine Therapieeinheit erfolgte
   b) Die Einstufung in die Intensivbehandlung erfolgt wöchentlich
   c) Jeden Tag kann sich die Anzahl der Merkmale ändern und dies führt zu einem neuen OPS-Kode
   d) Die akute Suizidalität ist als Merkmal gegeben, wenn der Patient nicht absprachefähig ist

8. Ein Patient kommt auf Station zurück und berichtet, dass sich seine Freundin von ihm getrennt hat. Es findet ein intensives Gespräch durch die Pflege statt. Welche Aussagen sind richtig?

   a) Die Kodierung hängt von der Dauer der Gespräche ab
   b) Die Gespräche müssen mindestens eine Stunde dauern, um als kriseninterventionelle Behandlung (9-641) kodiert werden zu können
   c) Falls die Gespräche 25 Minuten überschreiten, können sie gleichzeitig als Therapieeinheit(en) kodiert werden
   d) Es ist zwingend notwendig, dass die Gespräche 60 Minuten am Stück dauern

9. Ein aggressiver Patient (i. R. einer Alkoholintoxikation) kann nur in Reizabschirmung mit 1:1-Betreuung angemessen behandelt werden. Welche Aussagen sind richtig?

    a) Damit Zeiten für die 1:1-Betreuung erfasst werden können, muss diese mindestens 2 Stunden am Stück erfolgen
    b) Es genügt, die bestehende Fremdgefährdung einmal einzuschätzen und zu dokumentieren, auch wenn die 1:1-Betreuung über mehrere Tage besteht
    c) Der Kode darf nicht verwendet werden, wenn der Patient schläft

10. Ein Patient erhält ein ärztliches Einzelgespräch von 45 Minuten, anschließend benötigt der Arzt weitere 5 Minuten für die Dokumentation. Da es sich um einen sehr komplizierten Patienten handelt, bespricht der Arzt den Patienten mit seinem Oberarzt, einem Facharzt für Psychiatrie und Psychotherapie. Welche Aussagen sind richtig?

    a) Es können zwei Therapieeinheiten kodiert werden
    b) Die Dokumentationszeiten kann bei der Berechnung der Therapieeinheiten berücksichtigt werden

11. Zwei Personen führen bei einer Patientin eine 2:1 Betreuung (durchgängig, bei Fremd-oder Selbstgefährdung) über 90 min durch. Mit welchem OPS kann diese Leistung kodiert werden? Und was ist die richtige Begründung?

    a) Die Leistung darf nicht kodiert werden, weil beim Kode 9-640/1 nur die Leistung jeweils einer Person kodiert werden darf.
    b) Die Leistung darf kodiert werden, da die Summe der Leistungen drei Stunden erreicht.
    c) Die Leistung darf nicht kodiert werden, da die Leistungen addiert werden dürfen, die Leistung des einzelnen aber mindestens 120 Minuten betragen muss.

12. „Anwendung von Sicherungsmaßnahmen" als Intensivkriterium trifft zu, wenn

   a) der Patient sich selbst wünscht, keinen Ausgang zu haben, um zur Ruhe zu kommen.
   b) der Patient sich selbst wünscht, keinen Ausgang zu haben, da er nicht weiß, ob er seine suizidalen Impulse unter Kontrolle hat.

und

   c) der Patient stundenweise alleine ins Gelände gehen kann.
   d) der Patient begleiteten Ausgang hat.
   e) der Patient keinen Ausgang hat.

überwacht wird.

1. Bei Kokainabhängigkeit (F14.)

   a) kann ich kodieren, ob der Substanzgebrauch intravenös erfolgt.
   b) muss ich kodieren, ob der Substanzgebrauch intravenös erfolgt.
   c) kann ich kodieren, ob der Substanzgebrauch nicht intravenös erfolgt
   d) muss ich kodieren, ob der Substanzgebrauch nicht intravenös erfolgt.

13 Lösungen der Aufgaben aus Kapitel 12

Die Lösungen sind nur Vorschläge. In der Diskussion mit anderen Experten hat sich immer wieder gezeigt, dass es verschiedene Sichtweisen gibt, die manchmal nicht in die Kategorien „falsch“ oder „richtig“ eingeordnet werden können.

1. Welche Basiskodes gibt es für die Erwachsenenpsychiatrie? (Mehrere Antworten können richtig sein)

Lösung: b) und c)

Begründung: Antwort a) bezieht sich auf die Psych-PV (9-98 ff.), welche keine Basiskodes abbildet. Die Behandlung im besonderen Setting ist ein Zusatzkode in der Erwachsenenpsychiatrie (9-643).

2. Ein Patient kommt zum Alkoholentzug in die Klinik und wird delirant. Außerdem besteht ein Missbrauch von Kokain. Auch raucht er täglich 40 Zigaretten. Welche Diagnose ist falsch?

Lösung: c)

Begründung: Die Kodierrichtlinie legt fest, dass die Diagnose F19 nur dann angewandt werden darf, wenn bei Vorliegen einer Sucht die einzelnen Substanzen nicht klar zu bestimmen sind (z. B. chaotische Einnahme diverser Substanzen). Die Benennung der einzelnen Substanzen ist in dem geschilderten Fall möglich.

3. Ein Patient hat eine unklare psychische Erkrankung und nimmt Neuroleptika. Er hat während des stationären Aufenthaltes kein psychotisches Erleben und in der Akte ist auch kein Befund vorhanden, der Aufschluss über die Schizophrenie gibt. Darf eine schizophrene Störung als Nebendiagnose kodiert werden?

Lösung: Nein

Begründung: Es sind immer drei Voraussetzungen für eine Kodierung von Diagnosen zu erfüllen, es muss ein Aufwand zu erkennen sein (hier Neuroleptika), gleichzeitig Hinweise vorhanden sein, mit welcher Diagnose der Aufwand verknüpft ist. Häufiger besteht das Problem, dass die Diagnose plausibel ist, aber der Aufwand sich aus der Akte nicht nachvollziehen lässt.

4. Wer ist für die korrekte Kodierung der OPS und der Diagnosen verantwortlich?

Lösung: c)

Begründung: Die Kodierrichtlinie legt fest, dass der Arzt die Letztverantwortung für die Kodierung hat. Dies bedeutet aber nicht, dass Aufgaben, die mit der Kodierung verknüpft sind, nicht delegiert werden können.

5. Bei einem Patienten finden intensive psychotherapeutische Gespräche statt, die zum Ziel haben, sowohl eine depressive Episode als auch eine Panikstörung günstig zu beeinflussen. Welche der beiden Diagnosen sollte kodiert werden.

Lösung: c)

Begründung: Wenn ein Aufwand (hier die psychotherapeutischen Gespräche) zwei Diagnosen zugeordnet werden kann, müssen beide kodiert werden.

6. Und welche Diagnose ist die Hauptdiagnose?

Lösung: c)

Begründung: Dies ist eine besondere Konstellation. Nur wenn bei zwei Diagnosen die Kriterien einer Hauptdiagnose vorliegen, erfolgt die Festlegung der Hauptdiagnose über den Aufwand. Wenn dieser gleich hoch ist, hat der Arzt freie Wahl.

7. Welche Aussagen treffen zu?

Lösung: c)

Begründung: Eine Einstufung der Regel- und Intensivbehandlung (9-60 ff. und 9-61 ff.) setzt nicht voraus, dass Therapieeinheiten erbracht werden. Seit 2016 erfolgt eine veränderte Einstufung immer dann, wenn sich die Anzahl der Merkmale ändert und muss nicht mehr im wöchentlichen Rhythmus bestätigt werden. Es ist wichtig, die einzelnen Merkmale gut zu kennen. Die akute Suizidalität wird mit dem Katalog 2016 nicht mehr definiert.

8. Ein Patient kommt auf Station zurück und berichtet, dass sich seine Freundin von ihm getrennt hat. Es findet ein intensives Gespräch durch die Pflege statt. Welche Aussagen sind richtig?

Lösung: a) und b)

Begründung: Bei der kriseninterventionellen Behandlung müssen an einem kalendarischen Tag mindestens 60 Minuten erbracht werden. Diese Zeit kann aber beliebig über den Tag hinweg verteilt sein. Wie immer gilt: Leistungen können nur einmal erfasst werden.

9. Ein aggressiver Patient (i. R. einer Alkoholintoxikation) kann nur in Reizabschirmung mit 1:1-Betreuung angemessen behandelt werden. Welche Aussagen sind richtig?

Lösung: a)

Begründung: Es muss nachgewiesen werden, dass die 1:1-Betreuung mindestens 2 Stunden am Stück erfolgte. Dies fordert der OPS-Kode 9-640 ff. Dabei ist nicht entscheidend, ob der Patient schläft oder wach ist. Es geht um die Personalbindung bei bestehender Fremd- oder Selbstgefährdung. Und wenn klinisch entschieden wird, dass eine durchgehende Überwachung notwendig ist, ist der Kode zu dokumentieren. Die Einschätzung des Patienten, hier die Fremdgefährdung, muss täglich (durch einen Arzt oder Psychologen) erfolgen.

10. Ein Patient erhält ein ärztliches Einzelgespräch von 45 Minuten, anschließend benötigt der Arzt weitere 5 Minuten für die Dokumentation. Da es sich um einen sehr komplizierten Patienten handelt, bespricht der Arzt den Patienten mit seinem Oberarzt, einem Facharzt für Psychiatrie und Psychotherapie. Welche Aussagen sind richtig?

Lösung: b)

Begründung: Bei den Therapieeinheiten können die Dokumentationszeiten nicht mit berechnet werden. Somit ist in diesem Fallbeispiel nur eine Therapieeinheit zu kodieren. Tatsächlich ist eine Mindestvoraussetzung für die Supervision die Dauer von 25 Minuten.

11. Der OPS 9-64 gibt folgendes vor: Bei Einzelbetreuung oder intensiver Beaufsichtigung in einer Kleinstgruppe durch mehr als eine Person (2 oder mehr) **sind die zusammenhängenden Zeiten aller betreuenden Personen zu einer Gesamtsumme zu addieren** und entsprechend mit einem Kode unter 9-640.0 oder 9-640.1 zu kodieren. „1:1-Betreuung" bedeutet, dass ein Patient über einen Zeitraum v**on mindestens 2 Stunden ohne Unterbrechung** fortlaufend von einer oder mehreren Personen betreut wird.

Daraus ergibt sich, dass Antwort 3 richtig ist.

12. Der OPS gibt keine eindeutige Antwort. Es ist zu vermuten, dass das Kriterium nicht erfüllt ist, wenn ein eigenständiger Ausgang möglich ist. Dies ist auch klinisch schwer vorstellbar, da kein Ausgang alleine erfolgt, wenn Gefährdungsmomente zu erkennen sind.

13. Antwort b und d sind richtig. Bei Kokainabhängigkeit muss ich kodieren, ob eine intravenöse (U69.35!) oder nichtintravenöse Applikation (U69.36!) vorliegt.

14 Übersicht PEPP-Entgeltkatalog 2018

Im nachfolgenden sind die relevanten Auszüge des PEPP-Engeltkataloges beigefügt. Es handelt sich dabei um eine aufbereitete Darstellung. Die Bewertungsrelationen der einzelnen PEPP entnehmen Sie bitte der Homepage unter: http://www.g-drg.de/

PEPP-Version 2018

PEPP-Entgeltkatalog

http://www.g-drg.de/

PEPP	Bezeichnung
1	2
Prä-Strukturkategorie	
P002Z	Erhöhter Betreuungsaufwand bei Kindern und Jugendlichen, Einzelbetreuung mit hohem Aufwand
P003A	Erhöhter Betreuungsaufwand bei Erwachsenen, 1:1-Betreuung, Krisenintervention und komplexer Entlassaufwand mit äußerst hohem Aufwand
P003B	Erhöhter Betreuungsaufwand bei Erwachsenen, 1:1-Betreuung, Krisenintervention und komplexer Entlassaufwand mit sehr hohem Aufwand
P003C	Erhöhter Betreuungsaufwand bei Erwachsenen, 1:1-Betreuung, Krisenintervention und komplexer Entlassaufwand mit deutlich erhöhtem Aufwand

PEPP	Bezeichnung
1	2
Strukturkategorie Psychiatrie, vollstationär	
PA01A	Intelligenzstörungen, tief greifende Entwicklungsstörungen, Ticstörungen und andere Störungen mit Beginn in der Kindheit und Jugend, mit komplizierender Konstellation
PA01B	Intelligenzstörungen, tief greifende Entwicklungsstörungen, Ticstörungen und andere Störungen mit Beginn in der Kindheit und Jugend, ohne komplizierende Konstellation
PA02A	Psychische und Verhaltensstörungen durch psychotrope Substanzen, mit Heroinkonsum oder intravenösem Gebrauch sonstiger Substanzen oder mit schwerer Begleiterkrankung bei Opiatabhängigkeit oder mit schwerer oder schwerster Pflegebedürftigkeit
PA02B	Psychische und Verhaltensstörungen durch psychotrope Substanzen, mit komplizierender Konstellation oder mit multiplem Substanzmissbrauch bei Opiat- oder Kokainkonsum oder mit hoher Therapieintensität oder mit Mutter/Vater-Kind-Setting

PEPP	Bezeichnung
1	2
PA02C	Psychische und Verhaltensstörungen durch psychotrope Substanzen, Alter > 64 Jahre oder mit Qualifiziertem Entzug ab mehr als 14 Behandlungstagen oder mit komplizierender Konstellation oder mit multiplem Substanzmissbrauch außer bei Opiat- und Kokainkonsum
PA02D	Psychische und Verhaltensstörungen durch psychotrope Substanzen, Alter < 65 Jahre, ohne komplizierende Konstellation, ohne Heroinkonsum oder intravenösen Gebrauch sonstiger Substanzen, ohne Qualifizierten Entzug ab mehr als 14 Behandlungstagen
PA03A	Schizophrenie, schizotype und wahnhafte Störungen oder andere psychotische Störungen, Alter > 64 Jahre oder mit komplizierender Konstellation oder mit hoher Therapieintensität oder mit Mutter/Vater-Kind-Setting
PA03B	Schizophrenie, schizotype und wahnhafte Störungen oder andere psychotische Störungen, Alter < 65 Jahre, ohne komplizierende Konstellation

PEPP	Bezeichnung
1	2
PA04A	Affektive, neurotische, Belastungs-, somatoforme und Schlafstörungen, Alter > 84 Jahre oder mit komplizierender Diagnose und Alter > 64 Jahre, oder mit komplizierender Konstellation oder mit hoher Therapieintensität
PA04B	Affektive, neurotische, Belastungs-, somatoforme und Schlafstörungen, Alter < 85 Jahre, ohne komplizierende Konstellation, mit Mutter/Vater-Kind-Setting oder mit komplizierender Diagnose oder mit erheblicher Pflegebedürftigkeit oder Alter > 64 Jahre
PA04C	Affektive, neurotische, Belastungs-, somatoforme und Schlafstörungen, Alter < 65 Jahre, ohne komplizierende Konstellation, ohne komplizierende Diagnose, ohne erhebliche Pflegebedürftigkeit
PA14A	Persönlichkeits- und Verhaltensstörungen, Essstörungen und andere Störungen, Alter > 64 Jahre oder mit komplizierender Konstellation oder mit hoher Therapieintensität
PA14B	Persönlichkeits- und Verhaltensstörungen, Essstörungen und andere Störungen, Alter < 65 Jahre, ohne komplizierende Konstellation

PEPP	Bezeichnung
1	2
PA15A	Organische Störungen, amnestisches Syndrom, Alzheimer-Krankheit und sonstige degenerative Krankheiten des Nervensystems, mit komplizierender Konstellation oder mit hoher Therapieintensität oder 1:1-Betreuung mit erhöhtem Aufwand
PA15B	Organische Störungen, amnestisches Syndrom, Alzheimer-Krankheit und sonstige degenerative Krankheiten des Nervensystems, mit bestimmten Demenzerkrankungen oder mit komplizierender Konstellation oder Alter > 84 Jahre
PA15C	Organische Störungen, amnestisches Syndrom, Alzheimer-Krankheit und sonstige degenerative Krankheiten des Nervensystems, Alter < 85 Jahre, ohne bestimmte Demenzerkrankungen, ohne komplizierende Konstellation
Strukturkategorie Kinder- und Jugendpsychiatrie, vollstationär	
PK01A	Intelligenzstörungen, tief greifende Entwicklungsstörungen, Ticstörungen und andere Störungen mit Beginn in der Kindheit und Jugend, mit komplizierender Konstellation
PK01B	Intelligenzstörungen, tief greifende Entwicklungsstörungen, Ticstörungen und andere Störungen mit Beginn in der Kindheit und Jugend, ohne komplizierende Konstellation

PEPP	Bezeichnung
1	2
PK02A	Psychische und Verhaltensstörungen durch psychotrope Substanzen, Alter < 14 Jahre oder mit komplizierender Konstellation, mit erhöhtem Betreuungsaufwand oder mit Behandlung im besonderen Setting
PK02B	Psychische und Verhaltensstörungen durch psychotrope Substanzen, Alter > 13 Jahre, ohne komplizierende Konstellation, ohne erhöhten Betreuungsaufwand, ohne Behandlung im besonderen Setting
PK03Z	Schizophrenie, schizotype und wahnhafte Störungen oder andere psychotische Störungen
PK04A	Affektive, neurotische, Belastungs-, somatoforme und Schlafstörungen, mit komplizierender Nebendiagnose oder mit erhöhtem Betreuungsaufwand
PK04B	Affektive, neurotische, Belastungs-, somatoforme und Schlafstörungen, ohne komplizierende Nebendiagnose, ohne erhöhten Betreuungsaufwand
PK10Z	Ess- und Fütterstörungen
PK14A	Verhaltensstörungen mit Beginn in der Kindheit und Jugend, Persönlichkeits- und Verhaltensstörungen oder andere Störungen, Alter < 8 Jahre oder mit komplizierender Nebendiagnose oder mit erhöhtem Betreuungsaufwand

PEPP	Bezeichnung
1	2
PK14B	Verhaltensstörungen mit Beginn in der Kindheit und Jugend, Persönlichkeits- und Verhaltensstörungen oder andere Störungen, Alter 8-13 Jahre, ohne komplizierende Nebendiagnose, ohne erhöhten Betreuungsaufwand
PK14C	Verhaltensstörungen mit Beginn in der Kindheit und Jugend, Persönlichkeits- und Verhaltensstörungen oder andere Störungen, Alter > 13 Jahre, ohne komplizierende Nebendiagnose, ohne erhöhten Betreuungsaufwand
Strukturkategorie Psychosomatik, vollstationär	
PP04A	Affektive, neurotische, Belastungs-, somatoforme und Schlafstörungen, Alter > 64 Jahre oder mit komplizierender Konstellation oder mit hoher Therapieintensität oder mit Mutter/Vater-Kind-Setting
PP04B	Affektive, neurotische, Belastungs-, somatoforme und Schlafstörungen, Alter < 65 Jahre, ohne komplizierende Konstellation, ohne hohe Therapieintensität, ohne Mutter/Vater-Kind-Setting
PP10A	Anorexia nervosa oder Ess- und Fütterstörungen mit komplizierender Konstellation oder mit hoher Therapieintensität
PP10B	Ess- und Fütterstörungen außer bei Anorexia nervosa, ohne komplizierende Konstellation, ohne hohe Therapieintensität

PEPP	Bezeichnung
1	2
PP14Z	Persönlichkeits- und Verhaltensstörungen oder andere Störungen
Fehler-PEPP und sonstige PEPP	
PF01Z	Fehlkodierung bei erhöhtem Betreuungsaufwand bei Erwachsenen, 1:1-Betreuung, Kleinstgruppe und Krisenintervention
PF02Z	Fehlkodierung bei psychosomatisch-psychotherapeutischer Komplexbehandlung bei Erwachsenen
PF03Z	Fehlkodierung bei Einzel- und Kleinstgruppenbetreuung bei Kindern und Jugendlichen
PF04Z	Fehlkodierung der Behandlung bei psychischen und psychosomatischen Störungen mit unzulässiger Erfassung mehrerer Therapieeinheitenkodes am gleichen Tag
PF96Z	Nicht gruppierbar
Unbewertete PEPP-Entgelte bei vollstationärer Versorgung	
Prä-Strukturkategorie	
P001Z	Schlafapnoesyndrom oder kardiorespiratorische Polysomnographie, bis zu 7 Pflegetage
Strukturkategorie Psychiatrie, vollstationär	
PA16Z	Krankheiten des Nervensystems oder zerebrovaskuläre Krankheiten
PA17Z	Andere psychosomatische Störungen
PA18Z	Umschriebene Entwicklungsstörungen oder andere neuropsychiatrische Symptome

PEPP	Bezeichnung
1	2
PA98Z	Neuropsychiatrische Nebendiagnose ohne neuropsychiatrische Hauptdiagnose
PA99Z	Keine neuropsychiatrische Neben- oder Hauptdiagnose
Strukturkategorie Kinder- und Jugendpsychiatrie, vollstationär	
PK15Z	Organische Störungen, amnestisches Syndrom und degenerative Krankheiten des Nervensystems
PK16Z	Krankheiten des Nervensystems oder zerebrovaskuläre Krankheiten
PK17Z	Andere psychosomatische Störungen
PK18Z	Umschriebene Entwicklungsstörungen oder andere neuropsychiatrische Symptome
PK98Z	Neuropsychiatrische Nebendiagnose ohne neuropsychiatrische Hauptdiagnose
PK99Z	Keine neuropsychiatrische Neben- oder Hauptdiagnose
Strukturkategorie Psychosomatik, vollstationär	
PP15Z	Organische Störungen, amnestisches Syndrom, Alzheimer-Krankheit und sonstige degenerative Krankheiten des Nervensystems
PP16Z	Krankheiten des Nervensystems oder zerebrovaskuläre Krankheiten
PP17Z	Andere psychosomatische Störungen

PEPP	Bezeichnung
1	2
PP18Z	Umschriebene Entwicklungsstörungen oder andere neuropsychiatrische Symptome
PP98Z	Neuropsychiatrische Nebendiagnose ohne neuropsychiatrische Hauptdiagnose
PP99Z	Keine neuropsychiatrische Neben- oder Hauptdiagnose
Strukturkategorie Psychiatrie, teilstationär	
TA02Z	Psychische und Verhaltensstörungen durch psychotrope Substanzen
TA15Z	Organische Störungen, amnestisches Syndrom, Alzheimer-Krankheit und sonstige degenerative Krankheiten des Nervensystems
TA19Z	Psychotische, affektive, neurotische, Belastungs-, somatoforme, Schlaf-, Persönlichkeits- und Verhaltensstörungen oder andere Störungen, Alter > 64 Jahre oder mit komplizierender Diagnose
TA20Z	Psychotische, affektive, neurotische, Belastungs-, somatoforme, Schlaf-, Persönlichkeits- und Verhaltensstörungen oder andere Störungen, Alter < 65 Jahre, ohne komplizierende Diagnose
Strukturkategorie Kinder- und Jugendpsychiatrie, teilstationär	
TK04Z	Affektive, neurotische, Belastungs-, somatoforme und Schlafstörungen ohne komplizierende Nebendiagnose

PEPP	Bezeichnung
1	2
TK14Z	Affektive, neurotische, Belastungs-, somatoforme und Schlafstörungen mit komplizierender Nebendiagnose oder Verhaltensstörungen mit Beginn in der Kindheit und Jugend, Persönlich
Strukturkategorie Psychosomatik, teilstationär	
TP20Z	Psychosomatische oder psychiatrische Störungen
Unbewertete PEPP-Entgelte bei teilstationärer Versorgung	
Strukturkategorie Psychiatrie, teilstationär	
TA16Z	Krankheiten des Nervensystems oder zerebrovaskuläre Krankheiten
TA17Z	Andere psychosomatische Störungen
TA18Z	Umschriebene Entwicklungsstörungen oder andere neuropsychiatrische Symptome
TA98Z	Neuropsychiatrische Nebendiagnose ohne neuropsychiatrische Hauptdiagnose
TA99Z	Keine neuropsychiatrische Neben- oder Hauptdiagnose
Strukturkategorie Kinder- und Jugendpsychiatrie, teilstationär	
TK15Z	Organische Störungen, amnestisches Syndrom und degenerative Krankheiten des Nervensystems
TK16Z	Krankheiten des Nervensystems oder zerebrovaskuläre Krankheiten
TK17Z	Andere psychosomatische Störungen
TK18Z	Umschriebene Entwicklungsstörungen oder andere neuropsychiatrische Symptome

PEPP	Bezeichnung
1	2
TK98Z	Neuropsychiatrische Nebendiagnose ohne neuropsychiatrische Hauptdiagnose
TK99Z	Keine neuropsychiatrische Neben- oder Hauptdiagnose
Strukturkategorie Psychosomatik, teilstationär	
TP98Z	Neuropsychiatrische Nebendiagnose ohne neuropsychiatrische Hauptdiagnose
TP99Z	Keine neuropsychiatrische Neben- oder Hauptdiagnose

Zusatzentgelte-Katalog — unbewertete Entgelte (Auswahl!)	
Für die nachfolgend aufgeführten Leistungen sind krankenhausindividuelle Entgelte nach § 6 Abs. 1 Satz 1 BPflV zu vereinbaren, soweit diese als Krankenhausleistung erbracht werden dürfen.	
ZP	**Bezeichnung**
ZP2018-01	Elektrokonvulsionstherapie [EKT]
ZP2018-02	Strahlentherapie
ZP2018-26	Gabe von Paliperidon, intramuskulär
Unbewertete PEPP-Entgelte bei stationsäquivalenter Behandlung nach § 115d SGB V	
QA80Z	Stationsäquivalente psychiatrische Behandlung bei Erwachsenen
QK80Z	Stationsäquivalente psychiatrische Behandlung bei Kindern und Jugendlichen
Fehler-PEPP bei stationsäquivalenter psychiatrischer Behandlung	
PF05Z	Fehlkodierung bei stationsäquivalenter psychiatrischer Behandlung

Literaturverzeichnis

Arbeitskreis für Methodik und Dokumentation in der Psychiatrie (Hrsg.): Das AMDP-System. Manual zur Dokumentation psychiatrischer Befunde. 6. Aufl. Göttingen 1997.

Deutsche Krankenhausgesellschaft (DKG)/GKV-Spitzenverband/Verband der privaten Krankenversicherung (PKV)/Institut für das Entgeltsystem im Krankenhaus (InEK GmbH): Deutsche Kodierrichtlinien für die Psychiatrie/Psychosomatik (DKR-Psych). 2013. Online: www.g-drg.de.

DIMDI: Internationale statistische Klassifikation der Krankheiten und verwandter Gesundheitsprobleme. 10. Revision. German Modification (ICD-10-GM). 2013. Online: www.dimdi.de.

DIMDI: Operationen- und Prozedurenschlüssel (OPS). 2013. Online: www.dimdi.de.

Gesetz zur wirtschaftlichen Sicherung der Krankenhäuser und zur Regelung der Krankenhauspflegesätze (KHG). Online: www.gesetze-im-internet.de/khg/.

Verordnung über Maßstäbe und Grundsätze für den Personalbedarf in der stationären Psychiatrie (Psych-PV). Online: www.gesetze-im-internet.de/psych-pv/.

Stichwortverzeichnis

M

O

P

R

S

T

U

V

Z